從身體找到控制情緒的開關，
跟生氣、不安、悲傷、憂鬱、恐懼說再見，
啟動健康自癒力

情緒的毒 身體知道

怒り不安感情にとらわれると病気になる

〔新裝版〕

自凝心平／著
蕭雲菁／譯

前言

「我當然也會生氣，沒有誰能做到完全不生氣，只是生完氣後，我會立刻拋諸腦後。」

昭和時代的大人物中村天風是思想家也是企業家，更是日本第一位瑜伽修行者。

儘管天風大師是開創天風會，極致追求身心統一法的修行法，並推廣給世人的偉大導師，但連他都無法不生氣，所以他表示，既然如此，就要懂得盡快捨棄生氣的情緒。

有道理，生氣的情緒要立刻拋諸腦後……。

生氣了！　拋諸腦後。
叫人火大！　拋諸腦後。
氣死人了！　拋諸腦後。
心煩氣躁！　拋諸腦後。

一旦決定立刻拋諸腦後，生氣的情緒確實不再擴大。

盡量不要生氣，愈是這麼想愈難辦到。
一旦約束自己不能生氣，真的發火時，就會忍不住責備自己。

生氣　↓　立刻拋諸腦後

我認為這種習慣非常有益身體，因為對身體而言，最重要的是初期反應，就像味道一樣，是香是臭在最初接觸到空氣那一剎那感覺最強烈，但一旦在那種味道的屋子裡待久了，就會逐漸習慣那種味道。

而且這種習慣會直到離開屋子後再進來時，才會察覺到。

聲音也是一樣，若長時間待在很吵的環境裡，就會逐漸習慣那種聲音而不再覺得吵雜。就像人們在發出轟隆隆響聲的電車裡也能照睡不誤，但只要轟隆隆響聲安靜下來，反而會瞬間醒過來一般，這種經驗相信大家都有過。

五感，在一開始都能敏銳反應，但之後會逐漸降低敏銳度，若從這個角度來思考，就能明白生氣、恐懼、擔心的情緒也是初期反應最重要，但之後若持續下去，甚至還「擴大」的話，就完全不合乎道理。情緒在擴大的那個時間點上，等於是「功能掛點」了。

如同物理現象裡的「慣性定律」般，心理上若產生某種情緒，很容易因慣性定律而持續抱持該情緒。生氣、心煩氣躁、恐懼、不安、悲傷等情緒，就初期反應的範圍來說，是非常必要的存在，也是人類生存下去不可或缺的「功能」。

但如同凡事只要持續太久就會腐敗一般，若持續抱持生氣、恐懼、不安的情緒，會帶給身體「毒害」。

我從事連結心理與身體的諮商工作已經將近二十年，綜合心理學與生理學具體協助病患解決身體上的煩惱，本書將以我這些經驗為主，解讀情緒與身體之間的關係，說明「只要懂得調整心理，就不易生病」的理由。

如同肉體上會有飲食、運動、睡眠週期等生活習慣般，「心理也存在生活習慣」，若用別的方式來說明這種心理上的生活習慣，就是「信以為真」。只要被太多信以為真的想法束縛，就容易出現生氣、心煩氣躁、不安、憂鬱等情緒，而一旦這些情緒的開關被打開來，就很難跳脫出來。

而且這些情緒會超乎想像地，帶給身體具體影響。

在此以「黑斑」為例來思考看看。剛出生的嬰兒不會有黑斑吧？因為黑斑是後天形成的，如果我說黑斑其實也是「情緒累積的結果」，大家是否會覺得很驚訝？

黑斑的來源是黑色素，而負責製造黑色素的是黑色素細胞。基本上黑色素細胞會負責保護皮膚，而且黑色素細胞與神經細胞是親戚關係，所以會對太陽光產生反應，並為保護皮膚而設法幫皮膚撐陽傘，偏偏有時會努力過頭，才製造出不易消除的頑固黑斑來。

太陽底下、光天化日之下，都有如聚光燈般能清楚展現事物的原貌，所以當人們遇到被迫展現出自己赤裸裸的一面，會感到困擾時，或受他人矚目而不自在時，就會發揮超出必要的「隱蔽」作用，才會製造出大量的黑色素。由於黑色素細胞與神經細胞是親戚，所以能敏銳察覺到帶給皮膚刺激的異物。

這種情形不侷限於物理上的物質，「人的視線」也是一樣，尤其對他人的視線採取強烈「保護姿態」的人，身體最終會將他人的視線視為對皮膚的刺激物，而黑色素細胞也會對這種態度產生反應。

黑斑裡還有一種叫肝斑的東西，而如其名地，有時會因肝臟代謝功能低下而形成。提到肝臟，還會忍不住讓人想到……生氣，本書第一章將會說明，即使不到震怒的程度，日常生活裡也常會出現令人心煩氣躁的情形。

看到路上一堆人就覺得心煩氣躁，心想為什麼這些人走路要拖拖拉拉的，也不好好看看四周！

↓快讓出路來讓我走！

對某人說的芝麻小事感到心煩氣躁，心想為什麼老是要嘮叨這種無關緊要的事！

↓明明就不瞭解真正的我！

哼、氣死人、根本不是這樣吧！

——我將這種情緒稱為「小煩躁」。

人們想保護的事物愈多，愈容易變得小煩躁，即使是些微的刺激也會變得很敏感（別忘了這種時候都在給身體投下黑斑炸彈）。

就皮膚的功能來說，我們的表皮具有「再生」功能，這是非常令人開心的功能，即使有黑色素，也會隨著再生週期被代謝到角質層。但如果皮膚持續受到刺激，就會大量製造出黑色素，並結合在一起，一旦黑色素變大又變重，就很難隨著再生週期被代謝出去。

若是稀稀落落的黑色素，就能被排除出去，但只要結夥起來，就會永遠留在皮膚裡……。這種長期賴在原地的物質，就是黑斑，而這種機制也能套用在情緒的發展上。

黑色素細胞不只會對太陽光產生反應，也會對身體內側的情緒產生反應，所以當小煩躁與小煩躁不斷累積時，就會結合在一起，形成頑固的黑斑。容我再度重申，黑色素結夥才是最大的問題，所以要預防黑斑的形成，一定要趁小煩躁還小時，提高你對黑色素結夥的分解力，才是有效的手段。分解、瞭解。換句話說，必須先解開你的信以為真，試著「瞭解」對方的立場或對事物的看法。

或許有些人會覺得瞭解對方「好像在向對方妥協一樣」，心裡會產生抗拒，但不只是預防黑斑的形成，若想阻斷情緒的連續性，避免毒害身體，那麼瞭解對方的心情，絕對是最有效的手段。

來吧，讓我們開始上課！

◎看到路上一堆人就覺得心煩氣躁，心想為什麼這些人走路要拖拖拉拉的，也不懂得好好看看四周！

↓分解小煩躁的思考方式：「這個人正在打亂我焦躁模式的節奏」

◎孩子在我正忙時耍任性，心想為什麼偏偏要挑這種時候！

↓分解小煩躁的思考方式：「這孩子正在幫我抒發不安的情緒」

◎對某人說的芝麻小事感到心煩氣躁，心想為什麼老是要說這種事來打擾我！

↓分解小煩躁的思考方式：「這個人也希望我能多瞭解他吧」

如同小煩躁與黑斑的關係一樣，心理與身體也隨時連動著。黑色素還小時很容易追趕出去，結夥後就很難排除，這種情形也能套用在情緒的發展上，如果情緒變得愈來愈大，就很難排出體外。

本書將以豐富的研究案例，解說心理與身體的連結關係，以及情緒如何影響身體。

內容分為五個單元，針對「生氣、心煩氣躁」、「猶豫、不安」、「悲傷、寂寞」、「憂鬱、無精打采」、「恐懼、害怕」等，現代人最容易煩惱的五種代表性情緒，分別提出有效的應對法與分解法。

只要瞭解情緒的形成機制，以及對身體的影響方式，就能找到將「情緒之毒」趕出身體的方法。拋棄不必要的情緒、調整必要的情緒，讓自己神清氣爽，找回你原本應有的自由之身吧！

自凝心平

情緒的毒，身體知道◎目次

第1章

調整生氣、心煩氣躁的情緒

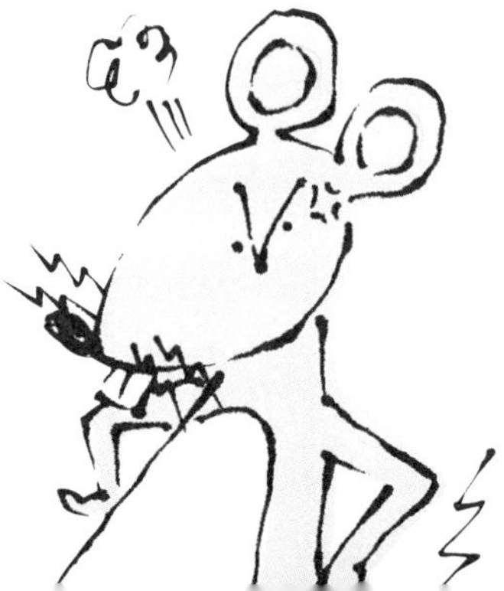

第2章

調整猶豫、不安的情緒

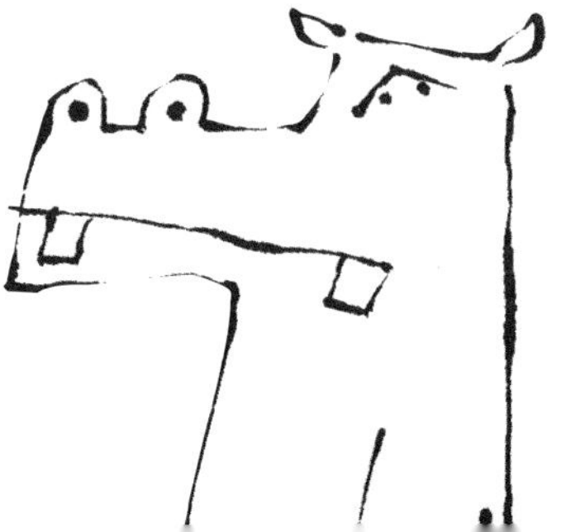

第3章

調整悲傷、寂寞的情緒

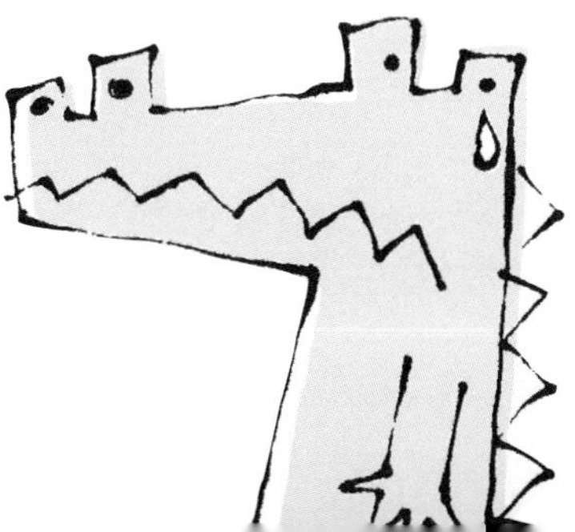

第4章

調整憂鬱、無精打采的情緒

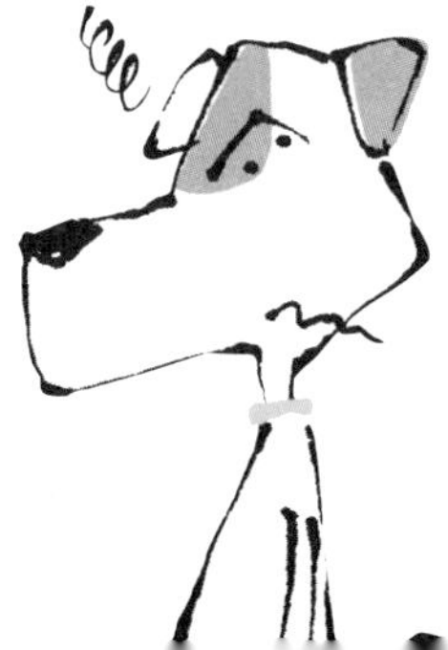

第5章

調整恐懼、害怕的情緒

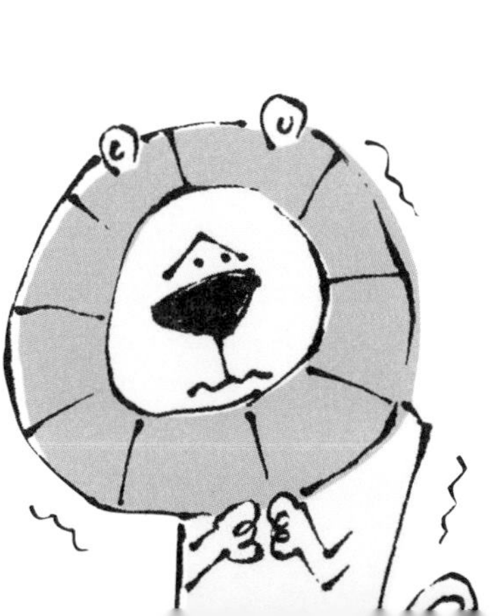

第 1 章

調整生氣、心煩氣躁的情緒

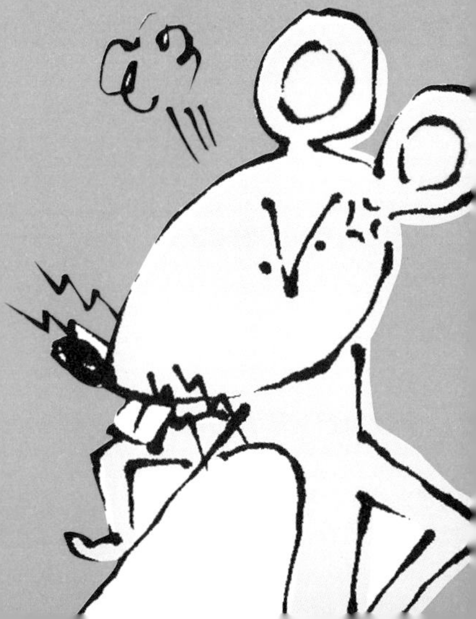

相關的主要器官

肝臟

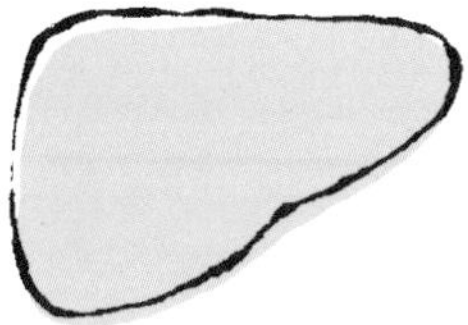

肝臟是體內最大的器官，除了有動脈和靜脈外，還有被稱為門脈的特殊血管，流經腸胃、脾臟、胰臟等腹部內主要器官的血液，在流回心臟之前會通過門脈被送到肝臟去。

肝臟的主要功能有「儲存與加工養分」、「分解酒精、食品添加物、藥物等物質，將其無毒化（解毒）」、「製造膽汁」等三項，其他還負責了超過五百種功能，是一個巨大的化學工廠，而且從不抱怨地默默工作，是很值得依靠的器官。

生氣易傷肝

生氣，如果能調整好這種情緒，人生一定能過得很輕鬆。

不怕被誤解，我一定要說，生氣是「必要的」情緒，為證明你是對的，也為保護你身體的節奏，才會有心煩氣躁與生氣的情緒。

只是通常多以「不正確的生氣」方式被呈現出來。

而會引發問題的就是這種「不正確的生氣」，會造成體內燃燒不完全的狀態。

你生氣時是否就是這種不正確的生氣？不妨確認一下特徵看看。

不適當的生氣，第一個特徵是「找錯對象」。

明明錯不在這個人身上，只是因為比較容易找這個人發洩，所以就將氣出在這個人身上。

例如在公司發生不愉快的先生，回家後找太太出氣的情形。或心煩氣躁的媽媽，把氣出在孩子身上。

因為某人而感到心煩氣躁，卻將對象轉向他人，把氣出在那個人身上，波及其實是無辜的人。只要無法對原本該提出意見的人說出自己的想法，就很容易轉移對象，將情緒發洩在另一個人身上。

第二個特徵是會說「為什麼？為何？」。

「你為何要這麼做？」

「你為什麼就是不懂啊？」

生氣是續發性的情緒，背後往往隱藏著寂寞、悲傷、想求助、想被瞭解、渴望被愛的需求，生氣只是用來掩飾這些需求的蓋子。

沒錯，說穿了，生氣的真面目就是「想被瞭解」。

因為「想被瞭解」才生氣，偏偏被發洩怒氣的人會因此更無法瞭解你……。

無法坦然面對「到底希望對方瞭解自己什麼？」就直接發飆，只會讓怒氣以

「不正確的生氣」形式留在身體裡。

生氣其實是一種不瞭解的對立狀態。

既然你不瞭解我，我也沒必要瞭解你。

很希望能被瞭解，但真的被瞭解時，又覺得受不了。

當這種複雜的內心糾葛超過極限時，就會影響負責瞭解的器官——肝臟。

眾所周知，肝臟的一大功能在於解毒，而要解毒就必須「瞭解毒害」，所以肝臟會仔細觀察被運送過來的東西，確實瞭解對方的性質後，再判斷這個東西對自己而言是否必要。

生氣是最會阻礙肝臟執行「想瞭解對方」的這種工作的情緒。

【肝臟虛弱時會出現的自覺症狀】	
肌肉抖動	排便時不順暢
腳抽筋、小腿抽筋	時而便秘，時而腹瀉
手腳發麻	痔瘡（瘀血性）
指甲變脆弱、指甲剝離	貧血
眼睛充血、眼睛疲勞	無月經・經血量少
眼睛容易疲勞、視力模糊	經期不固定
眼睛乾燥，感覺有異物	淺眠且容易作夢
感覺刺眼，一直想閉眼睛	喉嚨有異物感
磨牙	太陽穴疼痛
牙齦炎	腰痛

生氣其實也是肝臟疲倦的表徵。

俗話說生氣時會「氣血往頭上衝」，實際上此時血液真的會往上流動，導致沒有足夠的血液能流到肝臟裡。

既然生氣時氣血都會往頭上衝了，如果再「用頭腦來找」生氣的原因，只會得到反效果。

生氣時最好的應對法是「不管三七二十一先睡再說」，只要能取得充分的睡眠，就能帶給肝臟充分的營養補給，如此一來才能有充裕的心力，思考要對誰生氣、為什麼而生氣、想要對方如何瞭解自己。

會將怒氣壓抑下來的人，最常說的話是「絕對」、「一定」。

這是一種想證明「我是對的」的需求。生氣的確是為了證明你是「對」的，但還是必須瞭解「對和幸福不見得一定能兩立」。

換句話說，「對」不代表一定能得到幸福。

對身體來說，與其養成只懂得主張「對」的習慣，不如養成懂得選擇「幸福」的習慣，才更有益健康。

不被瞭解的懊惱，
會顯露在眼裡

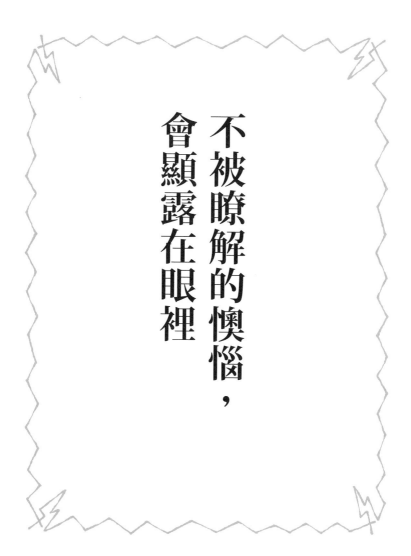

眼睛是非常精密的器官。

所以一旦疲勞、充血、乾燥，很容易出現各種症狀。

眼睛的症狀經常出現在「拚命三郎」身上。

例如結膜炎、眼睛疲勞、眼壓高的青光眼等。

或眼皮抖動、眼皮很重，有種往下垂的感覺等，也都是一樣。

眼睛會出現這類症狀的人，因為都是拚命三郎型的人，所以很少會表現出痛苦的樣子來，反而這樣想著：

這麼點小事難不倒我。

我的能力可不只有這樣。

這樣的人會在裝酷的同時，仔細觀察四周。

明明自己這麼努力在提升實力，卻有人在混水摸魚、向人討拍、拚命抱怨，看到這樣的人，不知不覺一股怒氣衝了上來。

剛開始還只有「你也幫幫忙」的不耐煩情緒，但逐漸變成「心煩氣躁」，最後演變成「你給我差不多一點！」的火爆情緒。

日文的眼皮，漢字寫成「目蓋」，所以眼皮痙攣就像眼睛上的蓋子已經被煮沸的感覺。

不過平常我們對眼皮痙攣不會想得太嚴重，只會想說是不是有點累了？認為休息一下應該就會很快消失，但如果眼皮遲遲沒有停止痙攣，就會逐漸感到不安，最後甚至懷疑自己是否得了眼瞼下垂之類的重大疾病。若真是這樣，只要去給醫師檢查馬上就能知道，千萬別拖太久。

如果最後檢查的結果證實不是疾病，就必須懷疑是否因為「心理」問題而表現在身體症狀上。

眼皮下垂，也就是「將眼睛蓋上蓋子」的症狀所表現的潛意識，基本上右眼與左眼並不相同。

右眼代表要關閉社交性。

左眼代表要抵禦女性特質。

通常人們認為將眼睛蓋上蓋子，是一種「不去看不想看的東西」的心理表徵，但其實正好相反，反而往往是因為「不讓人看見自己的軟弱面」的心理作用所致。

右眼：不想破壞看似很酷的自己。

不想讓人發現，原來如此努力的自己也有很遜的一面。

左眼：不想被人看到自己內心的動搖。

不想讓對方意識到我是一個柔弱的女性。

由於不想被發現自己也有軟弱的一面，所以只要有什麼事無法如自己的意，就會對周遭的人產生「我是對的」、「只會討拍的人才可惡」的情緒。

俗話說眼睛和嘴巴一樣都能傳情，所以愈是眼皮抖個不停或下垂的人，表示其實傳達出來的警訊更多。

乍看之下愈堅強的人、愈受人依賴的人、愈常接受他人請求給予建議的人，內心其實都是很複雜的。

不想被人瞧不起、不想被人隨便對待，愈是用這種態度在努力的人，愈會比他人細心、比他人更努力工作。

但有一天卻突然發現，怎麼好像只有自己很吃虧。

因為周遭人對自己已經抱持某種既有的印象，但自己其實也有軟弱的一面，被夾在如此不同的自己之間痛苦不已……，這種心理最後顯露在眼裡。

此時若繼續逞強，只會加劇眼皮抖動。

所以一定要明白眼睛是在發出警訊，不妨對自己想討拍的心情說聲「ok」吧。

因為能勇於承認自己軟弱的人，才是真正堅強的人。

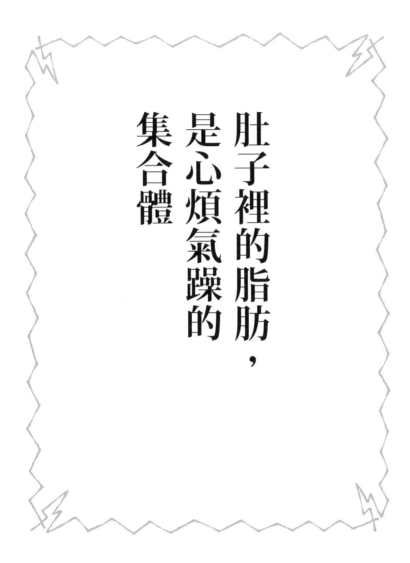

肚子裡的脂肪，是心煩氣躁的集合體

很想把肚子上那一圈脂肪消掉，這時你會怎麼做？改變飲食方式？還是開始勤做運動？尤其是仰臥起坐？

這些全都嘗試過了，但就是消不掉脂肪！我常聽到人們如此抱怨。

從減肥與預防代謝症候群的立場來看，肚子裡的脂肪一向被視為壞蛋，但其實肚子上會有一圈脂肪是有其道理的，如果不試著瞭解這個道理，即使每天積極做仰臥起坐，也很難得到效果。

要讓肚子健康地消下去，最重要的心理就是要「大膽」。你腦裡此時是否出現了「？」的符號？在此就來說明兩者之間的關係。

「大膽」這個字眼裡包含了體內的某個器官。

當然就是「膽」，也就是「膽囊」。

膽囊位在肝臟下面，負責貯存肝臟所分泌的膽汁，而膽汁是用來分解脂肪的消化液。當脂肪進入胃裡後，會接受膽囊釋放的膽汁洗禮，被徹底分解開來。

換句話說，膽汁分泌不良的人，自然不易分解脂肪。

偏偏有些人的膽囊天生就比較小，相較於「大膽」的人來說，這樣的人等於是「膽小」的人，所以膽囊比較小的人，因為分泌的膽汁也比較少，所以比較容易囤積脂肪。

根據韓國某專門研究「八體質」的研究人員所述，膽囊較小的人通常大腸都比較粗、比較大，因此吸收水分的能力也會比較強。

儘管每個人的體質不同會有不同的結果，但基本上只要吸收過多水分，肚子就容易虛寒。

脂肪組織就某個層面來說，很像毛巾一樣，負責扮演不讓器官虛寒的角色，所以容易囤積脂肪的人，表示身體比較虛寒，而肚子裡的脂肪當然也是為保護肚子裡的器官不受虛寒而存在。

附帶說明，另一個讓人在意脂肪多寡的部位是上臂，但脖子到手臂都具有釋放熱能的作用，所以天氣一冷時，大家很習慣把脖子縮起來，就是要避免熱能被釋放過度。身體虛寒的人，為了不讓熱能流失太多，才會在手臂等處囤積脂肪，目的就是要預防散熱過度。

「大膽」這句話還含有富有膽力的意思，也就是擁有決斷能力和耐力，才有辦法擁有與眾不同的創意，也能清楚表達自己的意見。

相反地，「膽小」的人總是擔心他人會如何看待自己、會如何說自己，為此隨時繃緊神經，也隨時都想逃避周遭人的視線，就怕被人們傷害到。

例如在職場上常常心煩氣躁，甚至會常常罵下屬的人，或雖然內心很清楚應該盡量把工作交給年輕人去挑戰，卻忍不住將焦點放在年輕人不夠可靠的缺點上，因此事情還沒發生就不斷在嘮叨的人。

這類型的人乍看之下很強勢，但其實是害怕「失敗」的人，因為膽量小才會對他人的行為生氣。

只要心裡產生這種想法，身體也會為了保護自己，吸收超過必要量的水分，也會囤積不必要的脂肪，完全是平常的心理狀態展現在身體上的結果。

肚子裡有小腸和大腸等重要的消化系統器官，若是女性的話，更會有子宮和卵巢等非常重要的器官，為了保護這些器官，脂肪才會聚集在這些器官四周。

換句話說，肚子裡的脂肪是「想要保護什麼」的心理表徵。

「保護」是很重要的工作，但如果過度，就會囤積過多不必要的脂肪，這一點一定要記住。若想擁有苗條的肚子，就要敞開心胸，偶爾甚至大膽一點，屆時自然能和多餘的脂肪及心煩氣躁說再見。

腰痛是「我都已經為他做到這種程度」的生氣表現

據說出現在身體上的自覺症狀當中，最常見的是腰痛。

例如椎間盤突出或閃到腰等，而且通常只要有過一次這種症狀，很容易變成慣性，有些人甚至會長期為此苦惱。

有腰痛毛病的人，共通點就是容易生氣、容易心煩氣躁、性急、有焦躁感，累積過多憤怒型的壓力。說得再明白一點，就是「我都已經為他做到這種程度，他卻連一句感謝的話也沒有，因此感到心煩氣躁而累積的憤怒」。

有腰痛毛病的人以認真的人居多，也有比較幼稚的一面。

因為認真，所以會為了某人好而拚命努力。

卻沒察覺自己其實是希望得到這個人的好評，能被這個人稱讚。

於是某一天突然有感而發。

「奇怪？我為他做了這麼多，但他好像以為『這是應該的』？」

「那個人從來不曾對我說『謝謝』。」

這就是腰痛在對心裡喊話。

關於腰痛，大家都有一個很大的誤解。

通常腰痛時，我們會直覺以為「啊，腰骨出了問題」，但真正該聚焦的是四周的「肌肉」而非骨頭，因為骨頭會錯位，起因於腰部肌肉的異常收縮。

腰痛來自身體左右兩邊對肌肉的使用不均衡的緣故。舉例來說，若只用右邊或左邊其中一邊來提重物，並行走一段較長的距離，而且在這種身體「偏向一邊」的狀態下，正好來到陡峭的下坡路段……，此時只要將身體重量加諸在腳跟上，就會當場腰痛起來。

此外，所謂關鍵時刻總能發揮潛能，肌肉也潛藏著必要時能瞬間爆發出來的能量，所以過度相信這股力量的人，也比較容易腰痛。

「最後也只能靠我了，我一定辦得到。」

「在遇到緊要關頭時，我一定能發揮實力！應該是……！」

這種信以為真的想法會將自己逼到絕境，甚至是習慣主動去陷入這種絕境，這也是有腰痛毛病的人的共通點與心理狀態。

相撲競技裡有一招叫「打遣」，大家是否聽過？

這是在被對手逼到土俵的邊界時，反過來將對手抬起來摔出場外的招式，只要應用得宜，就能有戲劇性的逆轉勝。

但要使用這個招式，必須將對手抱起來，會給腰帶來極大負擔，若沒有掌握好時機，就會大大損傷腰部，也會被對手重重壓倒在地，以最難堪的方式敗陣，甚至有可能造成腰部無可彌補的傷害。

就東洋醫學觀點來說，肌肉和肝臟有很深的關係，而容易被累積在「肝」裡的情緒，就是「生氣」和「心煩氣躁」。

肝臟負責提供全身必要的葡萄糖，而葡萄糖不只是肌肉的能量來源，也是腦的能量來源，所以容易心急的人、想太多的人，葡萄糖會集中到腦部，因此不夠提供給脖子以下大的「肌肉」。

簡單地說，心煩氣躁和容易生氣都是一種警訊，表示能量沒被充足供應到脖子以下的身體裡去。

若覺得自己的腰有點沉重，就用雙手和雙腳的指（趾）頭，做做看「石頭和布」的運動。

先將指（趾）頭緊緊縮起來，然後數六下後再用力張開來。

必須反覆多做幾次。

基本上只用腳做也行，但可以的話，最好是手腳同時做。

設法讓身體左右兩邊的肌肉能均衡使出力氣，是這個運動的重點。

只要身體能充滿能量，腰部也夠強韌，自然有辦法冷靜下來面對原本的憤怒情緒。

膝蓋痛與不協調感，來自對伴侶的怒氣

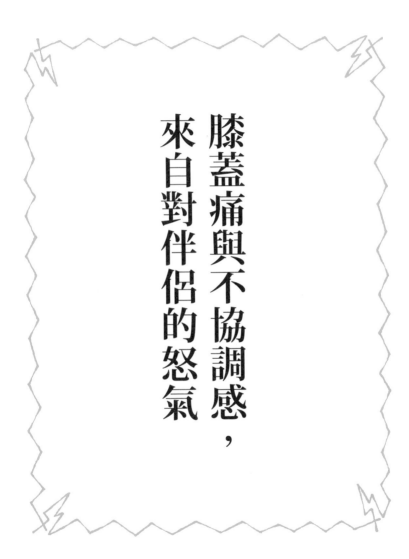

膝蓋是很容易承受負擔的部位。

有不少人有O型腿的問題，但其實嬰兒時期都是O型腿，簡單地說，人類出生時都是O型腿，只是隨著成長逐漸變成X型腿，到了小學高年級時，才成為直腿。之後隨著年齡的增長，會逐漸累積膝蓋上的負擔，慢慢出現疼痛與不協調感，不過膝蓋的症狀往往來自對伴侶的怒氣。

咦？這是什麼意思？我似乎能聽到大家的這種疑問。

在此就來說明一下。

膝蓋的問題幾乎都不是出在膝蓋本身，而是來自「腳踝」和「髖關節」的使用方法。

腳踝是「頑固」的表徵，髖關節則是「不成熟」的表徵。

如一七六頁所述，腳踝還代表了「美學意識」與「方針」，而這些心理或許就是「頑固」朝向良好方向發展的結果。換句話說，腳踝反映的是人們隨著年齡的增長，所累積而來的結果。

相反地，髖關節則受嬰兒期、幼兒期的心理影響。

因此介於腳踝與髖關節之間的膝蓋，象徵的就是成人與幼兒期之間的心理，也就是青春期的情緒。

青春期會開始對異性產生興趣，也是體驗失戀等經驗的時期，因此有些人會故裝成熟，或相反地有些人會始終對異性表現出如孩童般的依賴心來。

這種情形會影響日後的夫妻關係或伴侶關係，並透過膝蓋表現出來。右邊膝蓋代表「我並沒有錯！」的心理，容易累積對伴侶的頑固情緒，左邊膝蓋代表「你根本不了解我」的心理，容易累積對伴侶的怒氣。

要解開這些負面情緒，非常建議進行膝蓋的手技療法。

具體做法是用左手包覆住右腳膝蓋，用右手包覆住左腳膝蓋。

此時右手應在左手上面。

然後彷彿要用手掌溫熱膝蓋般地靜止十秒鐘，或慢慢地繞圈按摩也行。

等過十秒鐘後，再交換兩手讓左手在右手上面，保持手臂交叉的情形同樣進行十秒鐘。

膝蓋緊繃時，很容易因為左右兩邊的失衡，出現疼痛甚至是受傷的情形。

一定要誠心誠意地設法消除累積甚久的頑固心理。

忌妒，會引發慢性脖子僵硬

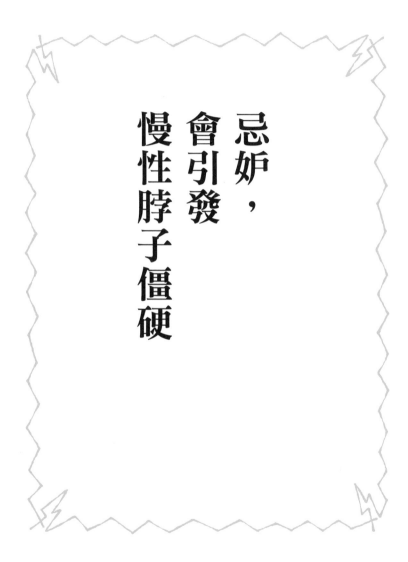

很多人都有長期脖子僵硬的問題。

嚴重時甚至會引發頭痛等症狀，即使按摩或按壓穴道能暫時減緩疼痛，但很快就會又痛起來，陷入惡性循環裡。

脖子一帶交錯著各種心理。

例如壓力、過度察言觀色、過度細心、不安、擔心、吃醋、忌妒……。

可見脖子很容易出現各種「心理失衡」的狀態。

脖子是頭和身體交接的地方，不論頭的節奏還是身體的節奏，都由脖子一帶負責調節。

請先想像看看氣以大8字型流動時，會是什麼情形。

此時上面的圓圈是頭，下面的圓圈是到肚子一帶。

8字型的交接處正好在脖子上。請以上對下為一比二的比例想像看看。

接著請想像看看氣正流動在8字型的上半部裡，而且不斷地循環著。

然後再想像看看頭所代表的上面的圓圈正逐漸擴大。

氣不斷地流進頭裡，不斷在頭裡迴流著……。

此時會不會開始覺得，脖子一帶似乎愈來愈重了？

當氣不斷往上衝時，會給脖子造成負擔。實際上平常不太活動身體，卻大量在使用頭腦的人，應該都會覺得頭重重的壓在脖子上吧？

東洋醫學認為體內有「氣」、「血」、「津液」三樣物質在循環，只要「氣」流動起來，「血」與「津液」也會跟著朝相同方向流動起來，所以當「氣」只往頭部流動時，血自然也會往頭部聚集，但過多的血往頭部流當然會有危險，加上此時身體裡的血想要流往頭部，所以脖子一帶會設法阻止血繼續往上流，才造成脖子僵硬的結果，事實上有時身體會因此在頸動脈一帶形成微小的血栓。

尤其當人在與他人競爭時，或因此感到煩躁時，甚至是在意他人對自己的評價時，或產生忌妒、壓力等情緒時，都會造成「氣」的上升，但由於這種「氣」的流動方式並非正常的循環方式，所以會造成體內的氣不足，如此一來，血和津液也會跟著滯留在脖子一帶，無法順利流動到身體去。

長時間坐在辦公桌前工作時，兩邊的肩膀很容易不知不覺地高聳起來，一旦這種情形成為習慣，最後會連平常走路時都不自覺地高聳起肩膀。

換句話說，等於無時無刻都處在「氣」上升的狀態裡。

最好的改善方法就是刻意放鬆雙手，設法讓「氣」往下流動，也就是設法擴大8字型下半部的圓圈，彷彿要將滯留在脖子裡的忌妒和壓力全部往下壓出。

只要每天努力意識這一點，日積月累就能改善脖子僵硬的問題。

手會乾燥，是對「為什麼都是我在忙……」的不滿

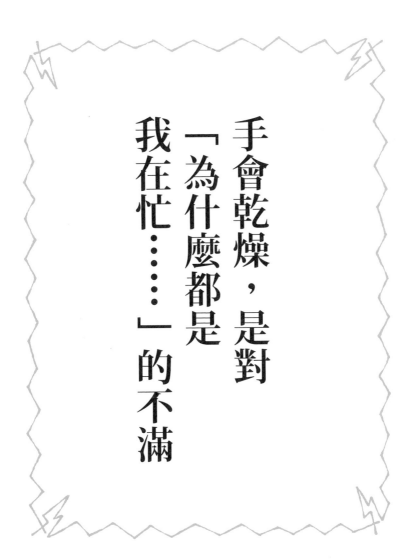

要治療手上皮膚的粗糙或乾燥，可以塗護手霜或戴上專用的手套來保護，因應對策還真不少，可見有這類煩惱的人很多，不過最應注意的是「保護的時段」。

其實要保護雙手，最適當的時段是晚上七點到九點。

「這段時間哪有空保護什麼手啊！」我似乎能聽到不少女性傳來這樣的聲音。要洗碗盤，也要準備幫孩子洗澡，這段時間是主婦最忙的時候，當然也是因為這樣才會讓雙手變粗糙的吧，但也因此顯示，手會粗糙潛藏著「你們也動手幫忙呀！」的需求。

負責做家事的主婦，看著家人坐在沙發上放鬆，甚至是躺在地板上看電視時，儘管心想這也是沒辦法的事，但內心還是會忍不住產生「為什麼都是我在做……」的情緒。

不過千萬別以為手部粗糙是負責做家事的女性才會有的煩惱，因為現代已經不是男人就該這樣、女人就該那樣的時代，以往的常態做法已經不適用了，實際上就有家庭是由丈夫擔任「主夫」，一肩扛起家事。

手會粗糙來自於「手的乾燥」。

乾燥雖然多發生在氣溫下降的冬天裡，但其實只有寒冷這個因素，並不會造成乾燥，因為身體為了抵抗寒冷，會讓血液集中到手上，乾燥就是因為熱能集中到手上的緣故而發生。

當手上充滿熱能時，表皮就會乾燥，導致皮膚容易破皮，因此引發發炎症狀，或造成手的粗糙。

手指對外在溫度很敏感，能很快被溫熱，也會很快被冷卻，為配合手指這種快速變化，身體會從內側進行調節，有時需要溫熱的血液，有時會需要降低溫度，當這種調節工作一旦紊亂，手就容易變乾燥。

手臂和手指等上半身的體溫調節，就東洋醫學觀點來說，與「心包經」的氣流動方式有關。心包經負責調節一整天的血液循環，若以東洋醫學的臟器時間為參考來看身體的運作時段，心包經的運作時段就落在晚上七點到九點。

換句話說，一整天的血液循環不論往上或往下流動，更進一步地說，就是體溫的上下調節工作，都是在這個時段裡進行。附帶說明，晚上九點到十一點是調整淋巴循環的時段，所以對雙腳和下半身的微調作業，主要都在這個時段裡進行。

所以才說要保護雙手，應在晚上七點到九點這段時間進行，但對主婦來說，這個時段正好是得做家事的時候，很難停下手來護手。

但至少可以做到注意「溫度差異」。

例如洗碗盤時的冷水與溫水差異、美髮師的吹風機吹到手上時的溫度差異、摺疊洗好的衣物時靜電所產生的微妙溫度差異等，都有可能造成手的粗糙。

尤其是秋季到冬季，室外溫度與室內溫度的差距會很大。

但即使室內外溫度有差距，或做家事時會有溫度差異，也並非每個人的手都很粗糙，這當中的差別就在於影響身體調節溫度的心理因素。

「心理的溫度差異」就是「容易變熱也容易變冷」的心理。

一天當中，常常會有想做這件事，也想做那件事，之後覺得還是算了，沒多久又覺得還是試試看好了，因為很有趣……。這種隨時在改變情緒與心理的情形，都會促使熱能跟著移動，若是發生在氣溫差異原本就劇烈的季節裡，這種內部的心理混亂情形會更嚴重，使得身體末梢的手腳，更無法順利調節溫度的移動。

晚上七點到九點是調節一天的情緒起伏，以及伴隨情緒起伏的熱能移動的時間，若在這段時間裡，再因為溫水與冷水造成手的溫度出現差異，身體就會無所適從，不知該如何運作。

在這種情況下，熱能自然容易聚集在一起，也會因此讓手變乾燥。

對主婦來說，晚上七點到九點是家人的時間，黃昏之前的時間才是自己的時間，因此會想利用這段時間來做這個、做那個，但最後往往是「沒能完成……」，這種情形如果持續到晚上七點，就會有更強烈的焦躁感，覺得「為什麼都是我在忙……」。

所以若想有效預防手變粗糙，就要遵守下列事項。

- 為避免一天下來出現心理上的溫度差異，應在早上決定好今天要做的事。
- 為避免讓手在晚上七點到九點過度操勞，應事先做好必要的準備工作。

當然也可以主動請家人「幫忙」做晚上的家事，但如果是以抱怨的語氣提出，家人恐怕也會扳起臉孔，所以別用強烈的口吻要求，應抱持「要是你能幫忙，我會很開心」的心情提出。

尤其是抱持「今天就只做這個好了」的心理時，會更有效果。不僅如此，若能將這種心理「意識化」，就能逐漸將自己從「為什麼都是我在忙」的不滿狀態裡解放出來。

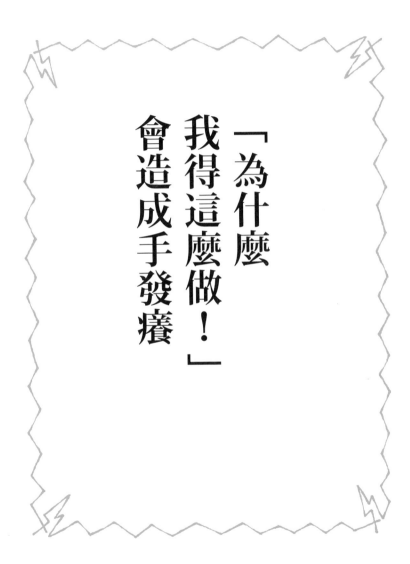

「為什麼我得這麼做！」會造成手發癢

手粗糙皸裂時，除了前面提到的乾燥症狀外，其實還有其他各種症狀。

我就常常接到病患諮商，表示很想治好刺痛感，甚至是令人無法忍受的發癢情形，每次聽了都覺得很有切身之痛的感覺，因為有皮膚皸裂和濕疹煩惱的人確實不少。

這種手粗糙皸裂的真正原因，來自「我應該被這樣對待嗎？」的心理表徵（若是在職場裡這麼說，恐怕會被批評「這傢伙是怎樣？自以為了不起！」吧……）。

但更正確的說，會有這種情形的人，其實內心都認為「這種工作真是無趣……」。

手會粗糙皸裂同時象徵了想從被呵護長大的環境裡自立的心理。

即使不到過度保護的程度，但在毫無阻礙的情形下長大的人，出社會後很容易因為覺得自己什麼也沒辦法做而大受打擊，或對自己只被視為眾多人當中的一份子感到沮喪。

「為什麼？」、「不該是這樣的……」種種初嚐的試煉，以手變粗糙的方式呈現出來。

若循著讓手變粗糙的心理追蹤下去，就會來到脖子，雖然這裡與手有些距離，仍值得分析看看脖子的骨頭——「頸椎」。

負責支撐頭部的骨頭——頸椎，是由七塊骨頭構成，並有神經穿梭其間，而且前後各有八條。前面第四條到第八條的神經，與後面第五條到第八條的神經，都以成束的狀態往手臂方向延伸而去。

這些神經稱為「臂神經叢」，而且手臂神經的末端、神經末梢，會一路連接到皮膚，只要這個神經有過敏情形，就會出現「手粗糙皸裂」的症狀。

一般人並不會認為神經與皮膚有關，但以大家常聽到的皰疹為例來說，雖然是由皰疹病毒所引起，但其實皰疹病毒平常就潛伏在神經組織裡，只要病毒活化，症狀就會出現在皮膚上。

回到手粗糙皸裂的情形。徹底追究手粗糙皸裂的原因後，會發現與頸椎出問題有關，而頸椎原本就是容易錯位的部位，也是容易承受「壓力」、「煩躁」、「壓抑」等情緒的部位。

當神經過敏時，表示頸椎處在異常緊繃，反射也過快的狀態裡，所以若手上突然出現濕疹，不妨認為這並非慢性錯位，而是因故突然緊急錯位。若長期帶給脖子和肩膀壓力，不只會有手粗糙皸裂的情形，也會出現關節痛的症狀，甚至會變得僵硬。

換句話說，表示此時正承受著「初嚐」的壓力。社會新鮮人剛進公司時，常常會被要求執行「誰都會做」的工作，例如去拿影印資料、整理單據、幫忙前輩等，但因為從小就被父母呵護長大，所以此時只要心想「連父母都沒要求過我做這種（無聊的）事，現在居然被迫要做！」自然就會產生「為什麼要我做」的不服氣心情，而這種情緒會依序傳到脖子→手臂→手指，在「我不想做這種工作」的心理下，引發手粗糙皸裂的情形。

但其實這些工作並非「被迫」而做的工作。

因為出社會所代表的意義，就是要脫離父母所給予的環境，開始由自己負起責任來做出選擇。

手會粗糙皸裂就是要提醒我們，應該好好重新檢視自己「為什麼要選擇這個工作」、「這個工作對自己來說是否必要」，然後坦然接受自己的工作。

即使是乍看之下「誰都會做的工作」也要用心執行，最終才能將這個工作變成「只有我才做得來的工作」，屆時不只工作品質會大為提高，也能讓透過手來表現不服氣的心理鎮靜下來。

要調整生氣、心煩氣躁的情緒，必須注意行為舉止

肝臟健康的人，給人的第一印象就是身材很結實。包含上臂、大腿、屁股、小腿等各部位，都沒有任何贅肉。而且身上會散發出充滿理智的氣息來，只要站在那裡就很有存在感，看起來就是很有光環。

肝臟健康的人，最大的魅力在行為舉止。站立、走路、蹲下、盤腿，不論做什麼動作都很高雅，就連要拿東西給人，或將東西放下，每個行為舉止都給人充滿真心的感覺。

當然這和生長的環境等因素也有關，但既然能做到這種程度，就證明肝臟的確是很有活力。

「為什麼肝臟有活力，行為舉止就會優美？」

或許大家會有這個疑問。

東洋醫學的五行學說認為肝臟與肌肉有很深的關係，因為優美的舉止來自柔軟又強有力的肌肉，而肌肉的柔軟又來自肝臟。

肝臟是負責排毒與代謝的器官，只要肝臟有足夠的活力，就會對進入體內的物質一一分析、進而瞭解，因為就算要排毒，也必須先判斷清楚該物質是否會毒害身體，可見肝臟是一個具有「理解能力」的器官。

所以肝臟健康的人，往往都是擅長「瞭解狀況」的人。

肝臟在面對「生氣」這種壓力時會變弱，是因為「生氣」這種情緒會阻礙肝臟的「理解能力」，所以，生氣時才會變得不容易看清對方，這也是肝臟最怕遇到的狀態。

當這種狀態持續下去時，行為舉止就會變得粗暴，甚至每一個動作都伴隨有「放棄」的心理。

反過來說，行為舉止毫無勉強的人，表示肝臟的理解能力運作得很順暢，這樣的人很討厭採取無意義的動作，儘管當事者自己平常並沒有意識到這一點，但既然能展現優美的行為舉止，就表示平常在面對任何事物時，都擁有自己確實的方針，並一點一滴累積而來。

要促使肝臟恢復健康，就應滿懷真心重新檢視平常每一個不經意的動作。例如拿筷子的動作，到底具有什麼意義？

當然是為了吃飯，但其實並不單單只有如此，如果只是要吃飯，直接用手抓反而比較快吧。

據說拿筷子的意義在於「衡量一口的分量」，尤其是吃日本料理時，為充分品嚐食材本身的美味，每一口要夾多少量起來吃，都是很重要的一環。只要意識每次只夾一口的分量，自然會表現在用筷的行為上。

這就是理解行為的目的後，滿懷真心所表現出來的結果。

能做到這一點的人，自然不太會被生氣與心煩氣躁等情緒牽著鼻子走。

只要懂得重新調整自己的行為舉止，就能消除生氣與心煩氣躁等情緒。務必實踐「從身體來改變心理」，屆時就能學會〈前言〉裡所提的「生氣↓立刻拋諸腦後」。

臟器時間

在此探討看看一天的臟器時間。
身體裡每二個小時，由不同的器官輪流當主角。

早上　5點—7點　大腸
　　　7點—9點　胃
　　　9點—11點　胰臟（脾臟）
中午　11點—1點　心臟
　　　1點—3點　小腸
　　　3點—5點　膀胱
黃昏　5點—7點　腎臟
晚上　7點—9點　血液循環
　　　9點—11點　累積能量
深夜　11點—1點　膽囊
　　　1點—3點　肝臟

黎明　3點－5點　肺

只要記住早上是消化系統、中午前後是心臟當主角，應用起來會很方便。例如：啊、現在這個時段還可以再稍微勉強一下，或現在還是先別做了等等，會很容易判斷該如何使用身體。

舉例來說，在意黑斑問題的人，只要在十二點之前睡覺就行了。因為黑斑與肝臟的疲勞有很深的關係，而只要知道肝臟活躍的時間是在深夜一點到三點，就能明白不該在這個時段裡讓肝臟操勞，要盡量讓肝臟休息。

只要掌握一天裡各器官的運作節奏，就能明白當天應該朝哪個方向來調整自己的心理。

例如有浮腫問題的人，通常到了黃昏時，會不自覺地不安起來。這是因為黃昏屬於「腎臟」的時間，而腎臟較弱的人，容易感受到恐懼與不安等情緒。東洋醫學所說的「腎」屬於內分泌系統，而荷爾蒙的均衡問題也屬於這個範圍，所以生產後的女性也有可能出現這方面的症狀。

這樣的人在黃昏五點過後，應盡量別讓自己手忙腳亂，要設法讓自己過得悠閒。

一定要掌握清楚臟器時間，好好利用身體的節奏。

第 2 章

調整猶豫、不安的情緒

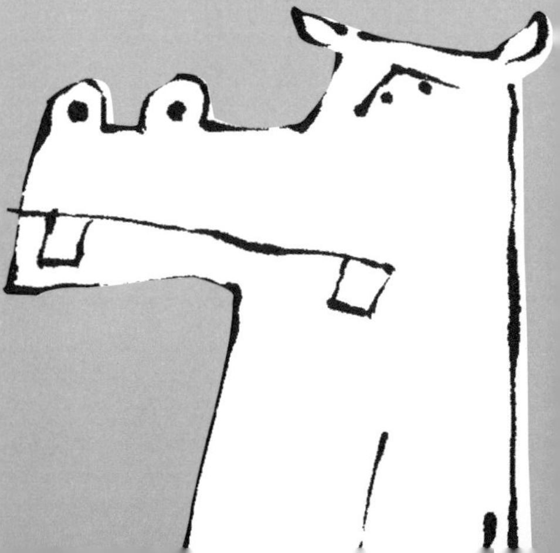

相關的主要器官

胃

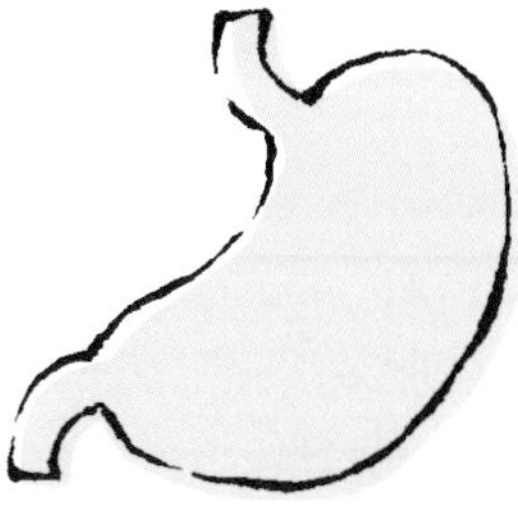

胃是第一個讓食物滯留的地方，會分泌胃液將食物殺菌，並消化及分解食物到極細狀態。胃液是 pH 值在 1～2 左右的強酸，因此擁有強大的殺菌力，但如果分泌過多，就有可能侵蝕胃的黏膜，而能有效預防這種情形的是胃的黏液系統。每次飲食時，黏膜都會為保護胃而再生，但胃非常害怕壓力，甚至有可能一夜就造成潰瘍情形，是一個必須小心呵護的器官。

多思易傷脾胃

擔心、在意、煩惱、猶豫、信以為真、想太多……，東洋醫學將這些情緒統稱為「思」。

「思」就是「因已發生的事而陷入思考漩渦，遲遲無法跳脫的狀態」。

以研究大腦的領域來說，據說這種現象起因於電流變得容易通過腦的「血清素傳遞系統」所致。

例如剛開始下雨時，只要窗戶上有水珠滴落，之後的水珠就會沿著相同的路徑往下滴落，腦的迴路就像此時的水珠，只要強烈的電流訊號通過一次，之後的電流訊號就能輕易通過該迴路，而只要電流訊號不斷反覆經過這個迴路，之後就很難脫離這個迴路。

那個人是這麼做的、有人是這麼說的。

我有把大門上鎖嗎？我有關掉瓦斯嗎？

思考迴路不斷反覆圍繞在這些事情上，背後就是因為存在東洋醫學所說的「思」。

思則氣結，想太多會讓情緒鬱卒、提不起勁，一旦這種情形惡化，就會傷到胃、脾臟、胰臟、消化系統器官。

【腸胃、脾臟、胰臟虛弱時會出現的自覺症狀】	
咬到嘴巴	唾液多
噁心、嘔吐	蛀牙、牙痛
口腔炎	血尿、血便
腹瀉（水樣性）	經血量多
打嗝	子宮下垂
側腹痛	月經過多
白帶	手指濕疹
容易瘀青	帶狀皰疹
經痛	痔（出血性）
胃脹、胃痛	蕁麻疹
吃太多（消化不良）	痘痘（從臉下行到胸部）
手臂無力（手肘以上的部分）	

一旦陷入某個思考漩渦時，要自己「不去想這些事」是不可能的，不僅如此，通常愈是不想去想，反而愈容易想。

這種時候，一定要設法切換成別的思考迴路，也就是刻意改變腦裡的迴路。例如聽音樂，這個迴路與擔心的迴路正好相反。

或是聞香氣，同樣能誘導腦切換成與擔心不同的迴路。

腦迴路其實擁有無盡的通路，要有勇氣跳脫平常常用的迴路，改繞到別的迴路去，才能有效阻止「擔心、不安的增幅迴路」。所以在日常生活裡就要試著改變，例如變換以前每天上班或上學時固定走的路徑等。

愛操心的人最常說的口頭禪有「怎麼辦」、「可是……」、「只是……」、「我只不過是……而已」。

當這種口頭禪一旦變成習慣，萬一遇到必須做出決斷的時候時，也會思考良久、遲遲無法做出結論，最後結果就是錯失良機。

若發現自己被「思」綁住，一定要多注意自己的說話方式，必要時得做出改變。

例如改說「選項一直是無限的」。

如果忍不住又擔心了起來，就慢慢將脖子往左右轉動一百八十度，同時誇張地對自己說：「我的視野是如此寬廣呢」。

皮膚粗糙，是在告知「現在就是大好時機！」

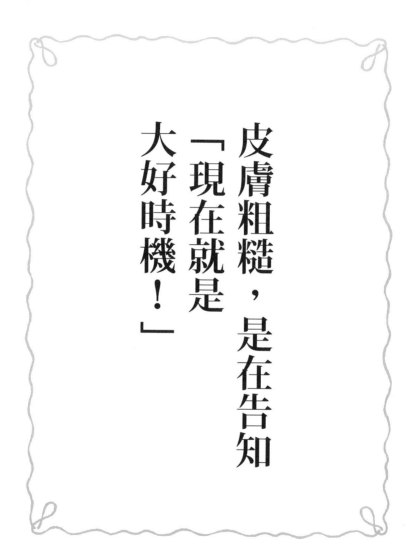

許多人都有痘痘、粉刺、乾燥等皮膚問題。有些人甚至會得濕疹、異位性皮膚炎，大大影響日常的生活，但即使只是有點發紅或長小痘痘，也千萬不能小看。

循著容易受傷的皮膚深層心理追蹤下去，會發現這不只是皮膚表面的問題，還與內臟器官有很深的關係。

我諮商過許多患有嚴重皮膚粗糙或異位性皮膚炎的病患，發現他們的共通點是胃的運作能力都比較差。

以異位性皮膚炎來說，由於種類較多，或許無法一言以蔽之，但至少都有吃東西速度很快、分量吃很多的傾向。

為什麼這種傾向會影響皮膚？在此一起來探討看看。

胃會分泌名為胃酸的消化液，而胃酸的分泌「時機」非常重要。

通常只要吃下東西，胃就會分泌胃酸，但有時即使沒有吃東西，也會因為壓力或想太多促使胃分泌胃酸。相反地，有時明明食物已經進到胃裡，胃卻沒有分泌足夠的胃酸。

獨自一人邊想心事邊用餐，或因為趕時間而狼吞虎嚥時，最容易造成錯失分泌胃酸的時機。

既然稱為胃酸，表示這種胃液是一種強酸，所以進入腸內時當然會變成酸性。為中和這個酸性，在胃下面分泌的胰液和膽汁等其他消化液，都屬於鹼性。

腸內的pH值約為5～6，是非常適當的酸鹼值，但只要胃酸分泌過多，腸內就容易偏向酸性。

腸壁若被胃酸侵蝕，很容易受傷，也會造成棲息在腸內的無數腸內菌失衡，因此引發脹氣情形。

如果這種情形一直持續，身體當然會很困擾，因此會透過腸胃四周的淋巴管，設法將多餘的氧化物排到身體末梢去。簡單地說，囤積在腸內的氧化物會被送進淋巴，再從身體末梢排出體外。

這些淋巴的排出口就是皮膚。

皮膚裡有一層稱為真皮的組織，上面布滿網狀的細微淋巴管，當多餘的氧化物被大量送到這裡來時，很容易傷到皮膚。

相反地，當胃酸無法順利分泌時，就會因為胰液和膽汁過多，使得腸內偏向鹼性，而身體同樣不喜歡長期處在這種狀態裡，因此會採取相同的手段，設法從末梢的淋巴將多餘鹼性物排出去。說穿了，最重要的還是平衡。

要讓胃分泌恰到好處的胃酸，最有效的方法就是飲食時一定要確實咀嚼。聽來或許平淡無奇，但最好的飲食攝取方式，就是能充分分泌唾液來進食。

消化道起自口腔，只要口腔能分泌足夠的唾液，胃和腸就會立刻得知「哦，食物就要進來了」，開始為此做準備，也有人只是改善這一點，就大大改善了異位性皮膚炎的症狀。如果用餐時不斷想著心事，唾液的分泌就會變差，使得胃和腸無法事先做好準備。無法消除身體緊張的飲食攝取方式，會連帶影響消化液的分泌方式。

不妨想像看看乾巴巴的食物經過消化道時的樣子，一定很不舒服吧？這種食物當然也會損傷腸道，因此身體為處理這種緊急狀況，會設法將食物排到淋巴去。但只要這種情形不斷反覆出現，真皮的淋巴就會一直處在被汙染的狀態裡，造成皮膚也跟著變脆弱。

胃酸的分泌方式很重要。

需要分泌的時候一定要分泌，不能分泌的時候一定要控制住。

這種分泌的時機拿捏，與心理運作有很深的關係。

所以皮膚粗糙的人，包含行動在內，日常生活一定要多注意發表言論與採取行動的時機。

腸胃對節奏和時機都很敏感，若經常後悔或不斷懊惱已發生的事，腸胃就會產生反應，分泌出過多的消化液。

- 吃東西時要仔細咀嚼以充分分泌唾液
- 吃東西時要極力避免因後悔或懊惱而一直想著心事

平常生活時，要極力呵護自己的腸胃與皮膚，千萬別被「思」綁住而錯過大好時機。

上臂肌肉鬆弛是猶豫不決的結果

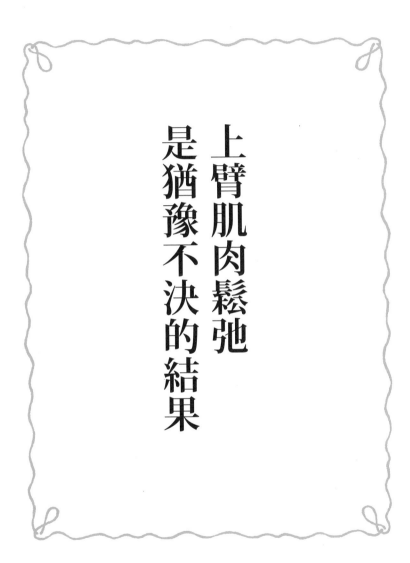

如果在意自己的上臂肌肉有些鬆弛，不妨摸摸看手臂內側。是不是覺得有些涼？

上臂具有冷卻裝置的作用。你問我要冷卻什麼？當然是要冷卻囤積在脖子和肩膀上的熱能。當脖子與肩膀囤積過多熱能時，上臂的溫度就會下降，而如果下降過多，就會影響代謝功能變差，導致脂肪更容易囤積在上臂。

若想鍛鍊上臂肌肉，就先彎曲手肘再往前伸直，並在伸直上臂時，設法施加壓力，讓手臂內側的肌肉能使到力。

此時的鍛鍊重點在於伸直手肘時，讓肩膀到手指都能呈一直線。

同時要想像脖子、肩膀、手臂、手指已經成為一體。

東洋醫學認為從脖子到整個頭部的「氣的流動」，會經過手臂從手指出來。因為在體內由下往上流動的「氣」，經過頭部後會為了尋找出口，從手臂流往手指去。

這種氣的流動方式也象徵著「思考過的事要付諸實行」。

就這個層面來說，手指代表了一個人的才華出口，畢竟人類就是因為有手可以利用，才發展出文明，更發明了各種工具。

總之一定要牢牢記住，脖子、肩膀、手臂、手指上有一連串「氣的流動」。

只要這裡有阻塞情形，造成氣的逆流，氣就會反過來從手指流向脖子，而這種逆流的氣，會在脖子和肩膀等處停滯不前，讓此處因此產生熱能。

這些熱能會冷卻上臂。

由此可見，上臂與肩膀和脖子有著密不可分的關係，若想讓上臂肌肉變結實，一定要意識這股氣的流動方式，再來進行肌肉訓練，才會有效。

若無法到健身中心等處去做訓練，就養成伸直手臂的習慣，光是這樣就能有很大的改善。

模仿「向前看齊」的姿勢，伸直手臂到手指。

然後保持伸直的狀態，慢慢在肌肉上施力。

此時要一邊想像氣正從肩膀流向手指去。

從肩膀到手指呈一直線，代表了堅定不移的心理。

不習慣如此伸直手臂的人，剛開始或許手肘會有疼痛感，這是因為手肘具有「轉換方向」的重大意義，若以氣的流動方式來說，就是不斷在改變原本所思考的事，認為「還是換個不同的方向好了」。

反過來說，上臂肌肉會鬆弛表示不夠堅定，象徵充滿了「怎麼辦？還是放棄算了」的心理。

只要是人，難免會有猶豫和不安的情緒，所以當然可以不斷地轉換方向，但有時也要堅定不移地認定「我就是要這麼做！」，才能消除上臂肌肉的鬆弛情形。

小腿出問題，表示人生設計上出現了黃燈

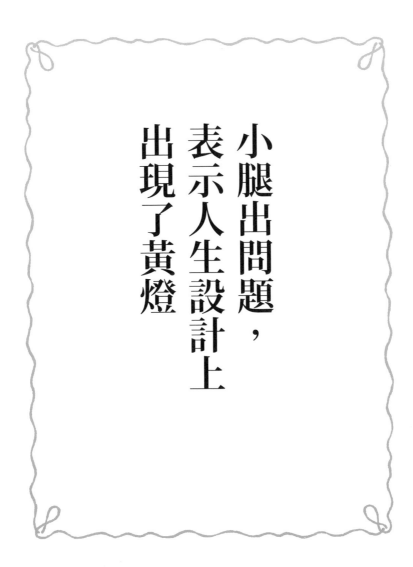

我曾接受過一位病患諮商有關人生規劃的問題，後來這位病患告訴我「現在處理多餘的毛變得很輕鬆了」，我忍不住回應了一句「哦！」。

多餘的毛顯示的是男性荷爾蒙與女性荷爾蒙的均衡狀態。

這名病患當時正猶豫著要不要嫁給某位男性，因為對方是個沒有經濟能力的人，讓她感到不安。

後來她決定和他分手。就這個例子來看，顯然對她來說，這種沒有妥善經濟規劃的不穩定人生，讓她無法往前踏出一步。

最容易表現出財務規劃上問題的部位是小腿。

小腿或許也是我們日常不太會去意識到的部位。

小腿肌肉裡有脛前肌，這塊肌肉還連接著腳踝，「氣」會從這裡往上流動到膀胱、尿道、生殖器。

聽我說小腿與生殖器有連接關係時，或許有人會覺得很突兀，但從我的諮商經驗來說，小腿顯示的是與性有關的問題，具體來說是男性荷爾蒙與女性荷爾蒙容易失調。

除了有多餘的毛的問題之外，還有小腿經常撞到的人，或容易瘀青的人，也往往存在男性化與女性化之間的失衡問題，或男女關係的問題。

常常不知不覺會有瘀青情形的人，或許擁有在潛意識裡想確認自己的計畫，或相反地想毀掉自己計畫的心理。

腳是支撐身體的重要部位，也是象徵肉體、經濟穩定性、可信賴男女關係（伴侶關係）的部位，尤其是呈現筆直狀態的「小腿」，象徵的更是包含這些要素在內的整個人生「計畫性」。

不妨實驗看看。坐下來將腳往前伸，然後將腳跟貼在地板上，再用力將腳踝往上拉。

這時會發現小腿上的肌肉非常用力。

此時在變硬的小腿肌肉上，上下按摩看看。

如果感到「雖痛倒也舒服」，表示平常的計畫性可能出問題了。

做為自己的課題，若想「擁有計畫性」，就努力持續按摩小腿，同時要在心裡默念「請讓我的人生照計畫順利發展！」。

身體會因為心理的存在方式而變化，愈是平常不太去意識的事，愈要用心去意識，如此一來，身體也會感到開心。

尤其是容易得膀胱炎的人，或容易經期不順的女性，一定要好好按摩小腿。

潛藏在嚴重PMS裡的內在小孩

在此探討一下孩童時期的情緒。

「內在小孩」以心理學觀點來說明，是指「潛藏在內心深處裡，因幼兒期的不幸體驗而受傷，且被壓抑下來的真正的自己」。

簡單地說，就是潛藏在你內心深處的孩童時期的記憶及情緒，尤其是被父母拒絕，或感到孤獨等負面情緒遭到壓抑，如今深深影響已經長大成人的你。

我是不是被人討厭？是不是沒有人接受我？這種毫無根據的不安情緒，都與內在小孩有很深的關係。

究竟「內在小孩」與身體有什麼關係？

依循身體症狀探究後的結果，發現內在小孩似乎就潛藏在髖關節裡。

氣流動在東洋醫學所說的「脾經」時，會經過髖關節。「脾經」是負責調節所有消化功能與血液量的一連串的「氣」，而容易影響「脾經」的情緒是「不安」與「猶豫」。

由於脾經負責調節血液量，所以脾經較弱的人，往往會有月經過多或貧血等症狀。就我提供這類病患諮商的經驗來說，許多人都有髖關節錯位或天生性髖關節半脫位的情形。

髖關節錯位會讓脾經裡的氣流變差，導致無法順利控制血液量，呈現的問題就是血液增減的症狀。

若要治療髖關節的錯位，除了找專門的整骨師幫忙，就諮商角度來說，更該找出為什麼會錯位、為什麼會無法恢復原狀的癥結所在。

以髖關節所代表的情緒來進行想像作業時，會出現「內在小孩」。

曾有一名女性病患，讓我留下非常深刻的印象。

在此稍微談談她的想像作業過程。

當時播放了某個時代裡，紛爭不斷的中東影片。

影片裡的她是當時才三、四歲的小女孩。

在被轟炸過的某村莊裡，只有她一人倖存下來。

轟炸當時母親為了保護她，將她緊緊抱在懷裡。

結果母親因此被炸死。

她因為被母親緊抱在懷裡，所以僥倖逃過一劫。

但在轟炸結束後，當敵軍進駐該村莊時，偵察隊員很快就發現了她。

不可思議的是，該名偵察員竟和她長得一模一樣。

原來是她在追趕她自己。

而年幼的她所躲藏的地方，

就是還擺出抱著她的姿勢死去的母親的懷裡……。

這是很叫人垂淚的悲傷場景，所以當時正在進行想像作業的她，忍不住落下大滴淚水。這個影像到底要傳遞什麼訊息……。

看來在她內心深處，其實早就察覺到了，所以在那之後，她的髖關節錯位問題就改善了許多，原本讓她很痛苦的PMS（經前症候群）和經痛也消失了。

從心理學角度來分析，應該是她對母親抱持罪惡感的緣故，儘管年幼的她看似躲了起來，其實她也緊緊抱住了死去的母親，而發現到這一幕的偵察員也是她，這都是重要的關鍵所在。

髖關節是用來支撐子宮的重要骨頭。

內在小孩會潛藏在這裡，是很有象徵意義的。

男性當然也有內在小孩，而且愈是在被要求「要堅強」的情況下長大的男性，愈不想承認內在小孩的存在，會在潛意識裡將這種存在封印起來，因此往往比女性更壓抑。

請將雙手分別貼在左右兩邊腰上，然後摸摸看比較突出的骨頭。

那就是累積了你孩童時期情緒的地方。

當然沒有必要去追究到底累積了什麼樣的情緒，但至少一定要明白那裡累積著需要你撫慰的情緒。

要調整猶豫、不安的情緒，必須集中在「此時、此處」

腸胃健康的人，最大的特徵就是嘴唇充滿光澤，嘴角也往上揚，整張嘴非常性感。

而且牙齒也很整齊，皮膚也同樣光滑，給人一種水嫩的感覺。若是女性，還會有豐滿的胸部，以及充滿彈性的臀部，整個身體給人一種充滿母性的感覺，當然也不會有許多女性常見的便秘或痔瘡問題。

只要從嘴巴到屁股的整個消化道都沒有任何負擔，看在旁人眼裡就是非常健康，而且也很值得信任。

這樣的人平常都很沉穩，也會散發出溫和的氣息，該做的事也會處理得很俐落，遇到緊要關頭更是值得信任，而且也很清楚做事時的優先順序。

不過應該很少有人敢抱持自信地說「我的腸胃很健康！」，因為現代人的生活方式太容易傷害腸胃了。

用完餐後，所吃的食物會在胃裡停留約三十到四十分鐘，而因為消化活動會消耗大量能量，所以飯後血液會集中到胃和腸裡。

「為什麼吃完午餐後都會很想睡？」這個問題的答案，其實就隱藏在這裡。因為在進行消化活動時，血液會優先集中到腸胃裡，而不是集中到腦裡。

所以如果長期採取吃完飯後立刻運動身體，或讓頭腦運作起來的生活方式，就會迫使血液被優先用到肌肉或腦裡，導致腸胃裡的血液量不足。

當腸胃裡的血液量不足時，胃的黏膜就會變薄，最後變成只要承受到一點點刺激或壓力，都會無力抵抗。

不僅如此，胃同時也是最容易受情緒影響的內臟器官。

例如生氣或心煩氣躁時，血液裡的血糖會增加，胃也會因此不斷分泌出胃酸來。相反地，擔心與猶豫等情緒會讓胃貧血，迫使胃停止分泌胃酸。情緒不安時，胃裡的食物會遲遲無法往腸子裡移動，相反地情緒激動時，移動速度就會變快，造成食物還沒被胃液充分消化就往腸子移動，結果就是消化不良。

甚至有人才短短一個晚上就得了胃潰瘍，可見胃是非常脆弱的器官，尤其是胃酸的分泌方式，更可說是情緒的呈現方式。

換句話說，只要胃夠健康、夠強壯，表示情緒也很穩定，不會隨時起伏。

以日文來說，古代日文顯示「胃（i）」是「祈禱（inori）」、「生命（inochi）」、「活著（ikirukoto）」的起始。（編注：括弧內為日文發音。）而生命之間（ma）就成了「此時（ima）」，其中的「i」也有「意」的意思，是用來表達意識的字眼。「i」同時也象徵了想像力和意識的方向性，用來表達意識可集中在「此時、此處」。

所以和胃有關的疾病，主要在提醒我們應該停留在「此時、此處」，設法讓意識集中，好讓想像得以成熟。

現代人的生活方式，總是只將意識專注在明天與昨天，完全忘了其實目前正活在此時、此處，所以明明這一刻正在此處用餐，滿腦子想的卻是接下來要做的事，根本無法在放鬆的狀態下好好吃上一頓飯。

如果持續有胃痛、消化不良的情形，一定要徹底聆聽身體的聲音，好好關照一下正在「此時、此處」的自己。

只要一直想著心事，就會不自覺過度操勞身體，所以務必在勞動身體的同時，也要懂得讓身體適度休息，才能學會自我管理。

胃想告訴我們的，就是要好好琢磨懂得感受「此時、此處」的能力。

胸與臀的陰陽平衡

古代中國思想將森羅萬象、宇宙天地的一切，全分為陰與陽兩種性質，例如月為陰、日為陽、偶數為陰、奇數為陽。

陰的性質具有柔軟、膨脹的傾向，活動也比較安靜且緩慢，所以黑暗與寒冷都屬於陰。

陽的性質則具有堅硬、收縮的傾向，活動也比較活潑且敏捷，所以明亮與溫暖都屬於陽。

以這種陰陽論來看身體時，背部屬於「陽」、腹部屬於「陰」。

或許有人會覺得身體正面比較像「陽」，但人類在進化到以雙腳步行之前，原本是以四肢爬行，只要看看正在學爬的嬰兒就會明白，向著太陽的是背部，所以背部理所當然屬於「陽」，而朝向地面的腹部當然屬於「陰」。

將這種陰陽學說套用在身體時，會發現身體正面的乳房與身體背面的屁股，正好取得陰陽兩極的平衡。

雖然不能以一概全，但若大致用陰陽平衡來看女性的身體，那麼胸部大的人屬於陰、臀部大的人屬於陽。

簡單地説，屁股比較大的人，感覺會比較開朗。

而胸部豐滿的人，基本上比較深思熟慮、態度慎重。

精神屬陰、肉體屬陽，所以胸部較大的陰屬性的人，通常充滿神祕氣息，而屁股較大的陽屬性的人，則多為開放的人。（編注：《黃帝內經》記載：精神屬陽、肉體屬陰，此處説法應屬作者論點。）

只要能明白這個道理，即使屁股比他人大了一點，原本在意的心態也會因此改觀吧？

當然這種分類法不見得適用所有人。

所以更要好好調整屬於自己的陰陽平衡。

第 3 章

調整悲傷、寂寞的情緒

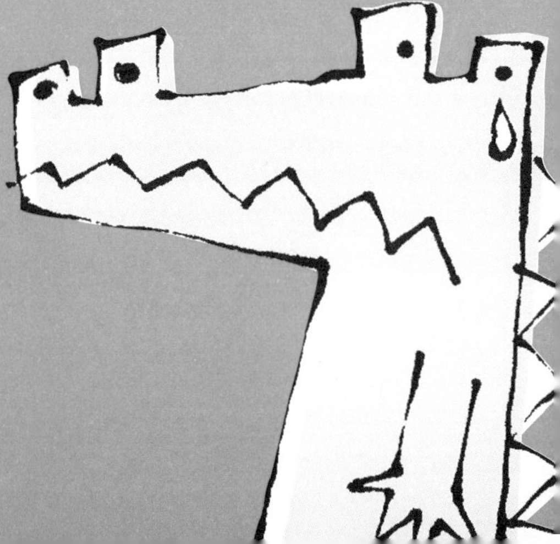

相關的主要器官

肺

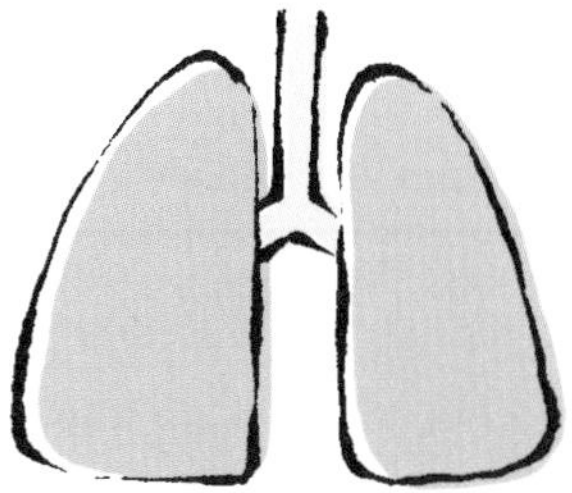

肺會透過呼吸吸取氧氣，然後吐出二氧化碳。

而空氣的通道是從鼻子、氣管、支氣管一直到肺，氣道則透過肺泡連接著血管，會在心臟送來血液時，負責交換血液裡的二氧化碳與氧氣。之後隨著紅血球被送到全身各處去的氧氣，會成為細胞裡製造能量的來源。由此可見，肺是負責交換外部與內部資訊的內臟器官。

悲傷易傷肺

悲傷的悲字，具有「心非在此」的意思。

失去珍愛的人、珍愛的寵物、珍愛的物品時，都會像沒有了心一般的難過。

或是失戀、失望、過往的失敗經驗。

這種失去、被奪走、被撕裂的感覺，是非常痛苦的事。

也難怪人在這種時候心理會失去正常（心非在此）。陷入悲傷的時候，只能花時間慢慢取回原有的正常心理。

但有些人無法辦到，只能將過去拂不掉的悲傷情緒壓抑在內心深處，這樣的人，會透過身體呈現各種徵兆。

東洋醫學認為悲傷會造成氣虛，讓人失去活下去的氣力，而只要這種情形嚴重，就會影響養分無法被充分送到所有器官裡去。從東洋醫學的觀點來看，「悲傷」是很危險的情緒，因為會失去「氣」，所以當然會缺乏維持身體所需的能量，一旦這種情形持續下去，肺和呼吸系統等維持生命的基本功能，就會出現明顯症狀。

【肺虛弱時會出現的自覺症狀】	
鼻塞、副鼻竇炎（鼻蓄膿）	痘痘（從胸部上行到臉）
鼻水（像清水般）	花粉症
嘆氣	皮膚發癢
手腳冰冷（來自肺）	便秘（羊便、腹痛、但不膨脹）
流汗（夜間盜汗）	腹瀉（頻繁出現疼痛感與灼熱感）
喉嚨痛	氣喘（來自肺）
咳嗽	脖子僵硬
乾咳	無法大聲說話
不易出聲・聲音沙啞	右肩痛
感冒	腱鞘炎（指頭）
畏寒・發冷	腱鞘炎（手腕）
容易疲勞	

當悲傷造成無法順暢呼吸時，我們很容易發出「唉……」、「呼……」的嘆氣聲，甚至會忍不住脫口說出「像我這種人……」。

呼吸不順暢時，很難維持每天的生活節奏，而這也是過去的悲傷體驗造成「期待」與「失望」之間失調所引起的結果。由於過度期待對方，認為「這次一定沒問題……」，所以一旦發現「結果還是不行……」時，就會過度失望，並不斷惡性循環。

期望的事落空→失望愈來愈強→最後變得無法坦率接受他人的親切對待

這樣的人，背後上半部的肌肉都很緊繃，也容易因對方的小小言論而受傷，甚至容易迷失自己。

喉嚨痛遲遲不消、無法順利說話、咳嗽不停，所以覺得與人溝通很麻煩，而且因為失去氣力的關係，與對方之間的臨界點愈來愈不清晰，甚至失去名為自我的界線……。要斬斷這種情形，一定要先停下腳步，好好地徹底流一次眼淚看看。

笑能讓具有免疫力的ＮＫ細胞活化（編注：ＮＫ細胞又稱「自然殺手細胞」，

是存在血液中的一種淋巴球，可吞噬、融化腫瘤細胞，是人類天生具有的免疫力。），已是眾所周知的事，悲傷則會降低ＮＫ細胞的活動力。但其實只要ＮＫ細胞的活動力徹底降到最低，就會在反動下開始提升細胞活動力，所以才說應該讓自己徹底感受悲傷的情緒。

忍住想哭的情緒，很容易感冒

容易感冒與否，和身體某些部位有關。

包含脖子、手腕、腳踝。

因為這些都是「最早出現感冒症狀的地方」。

只要脖子一感到冷，就會讓人打哆嗦。

後頸、手腕、腳踝若囤積過多水分，只要接觸到外在的冷空氣，馬上會讓身體感到寒冷，也會因此被奪去體溫。

東洋醫學認為只要手腕或背骨關節囤積多餘的水分，就有可能引發各種疾病。

若從身體與心理的相關性來說，這種多餘水分造成的濕氣，往往來自想哭的情緒。

每個人都會有想哭的情緒，只是在長大成人後，會礙於顏面無法在人前哭泣。

尤其是男性，因為從小被灌輸「男人不能隨便哭泣」的觀念，所以始終在壓抑自己。

至於女性的眼淚則更複雜，雖然不像男性一樣被壓抑不敢哭泣，但只要出了社會，因為基本上還是以男性為主的社會，所以到處充滿女性也應和男性一樣將眼淚封印起來的氛圍，尤其是愈好勝、獨立心愈強的女性，愈會為了適應這股氛圍而努力。

但話說回來，如果我們「忍住不哭」，這股情緒能量會到哪裡去呢？

其實當我們將想哭的情緒封印起來時，體內的內臟器官會被迫承受這股能量壓力，簡單地說，想哭時的情緒能量會被分攤到肺、心臟、腎臟。

以腎臟來說，承受這股能量壓力時，會設法從腳底釋放出去。

這是因為腳底存在與腎臟有關的重要穴道，所以只要忍住想哭的情緒，這股能量就會為了從腳底釋放出去而聚集在腳踝上，讓腳踝變冷。平常容易莫名其妙絆到腳的人，或腳踝常常扭到的人，都應特別注意。

不論決心有多強，打定主意「我絕對不哭」，但實際上任何人都會有想哭的時候，只是當中還是有不少人會認為，儘管如此我也絕不讓人看到我哭。

這樣的人不妨找個沒人的地方，好好地哭一場吧。

例如租一片催淚的電影ＤＶＤ，一個人關在房裡靜靜地看。當然此時也可以手持一杯葡萄酒，一邊溫熱身體來觀看，同時別忘了準備毛毯等物，好好地溫熱自己的腳踝。

只要刻意為自己製造哭泣時間，並養成習慣，就能解除身體的濕氣。

只要濕氣囤積在腳踝或手腕上，就很容易誘發感冒，簡單地說，這是身體在替想哭的情緒代言的結果。是要感冒、還是要積極抒發想哭的情緒，最終只能選一樣。

腳踝還具有「改變前進方向」的意義，所以平常不妨多轉動腳踝，保持腳踝的柔軟度，以備不時之需。

若覺得腳踝有點僵硬，就聚焦在囤積於腳踝裡的「想哭的情緒」，並好好按摩來溫熱腳踝。

一旦不瞭解
自己是誰，
身體就會出現
許多小症狀

如果能清楚說出讓自己困擾的症狀，事情或許還容易解決，最怕的是同時出現許多小小的症狀。

例如脖子僵硬、肩膀僵硬、手腳冰冷、眼睛疲勞……，甚至關節痛、慢性副鼻竇炎等，一旦有這些症狀，往往會影響日常生活，令人很不舒服。

這些症狀最常出現在日常生活中，不論工作還是家庭都很認真面對的人身上，尤其是與親戚之間的來往、與同事之間的人際關係、與鄰居之間的交流，幾乎面面俱到地認真處理這些往來關係的人身上。

簡單地說，當心理被這些時間與人際關係束縛時，停滯不前的能量就會表現在身體上，並以各種症狀顯現出來。

要改變這種情形，最好的方式就是改變「場所」。

例如乾脆外出旅行，到南方小島等地方小住，在和日常完全不同的環境裡生活看看，就會發現平常擾人的小症狀突然消失不見，身體也不可思議地輕盈起來。

只要遠離日常生活面對的所有要素，將心理解放開來，身體自然會回想起原本就擁有的自癒能力。

人們活在這個社會上應採取的態度與所扮演的角色，稱為「人格面具」，而每個人都戴著這種「人格面具」在生活，既是某人的父母、也是某人的小孩，甚至在工作上也有必須扮演的角色。就這層意義來說，與其說人格面具是「面具」，不如說是「扮演的角色」。

既然擁有這麼多的「人格面具」，一旦自己內心無法全部適應，就容易失去平衡。

尤其是愈注重外在要素，面具會變得愈重，最後只好透過身體發出警訊。

這種時候有必要趕快回想看看，到底是誰在扮演這個面具角色，並試著從名為日常生活的舞台下來，拋開所有時間與人際關係，屆時就會發現「我應該為自己存在」。

我們總是「為了某人」而被奪去心理力量，導致「為我自己」而活的必要能量愈來愈枯竭，一旦為我自己而活的必要能量無法充分運送到身體各處，就會出現各種令人煩惱的小症狀。

所以務必在心理深處，擁有「我才是自己人生裡的主角」的自覺。

身體上的症狀，是幫助我們回想起「不為任何人，我應該為自己而存在」的訊號。

嗯心所告知的深沉悲痛

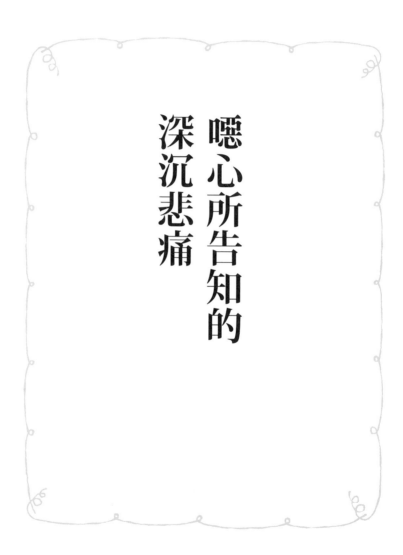

我有一名病患，每週會在固定的日子裡出現噁心的症狀，讓他深感痛苦。而且這固定的日子並非上班日，反而是休息日裡讓他不舒服到躺著一動也不動，最後甚至會真的吐出來。

這是自律神經失調的症狀。

自律神經系統是藉由「交感神經」與「副交感神經」取得平衡而運作，交感神經是讓身體緊張的神經，副交感神經則是讓身體放鬆的神經。

所以負責讓血管收縮的是交感神經，讓血管擴張的是副交感神經，只要這個平衡關係在一天裡能順利交互發揮作用，那麼讓身體緊閉起來而囤積的物質，與讓身體開放而釋出的物質之間，就能取得平衡，維持良好的均衡關係。

偏偏現代人的生活，常常被迫處在「交感神經位居優勢」的狀態裡，導致應排出體外的物質不被排出，讓體內囤積過多壓力與毒物，因此無法舒暢，甚至持續陷在無法消除疲勞的狀態裡。

一到假日反而會嘔吐的人，表示平常讓身體處在過度緊張的狀態裡，身體才會一到假日為了釋放出囤積過多的能量，不得不採取「嘔吐」的非常手段，目的是要舒緩身體，讓過去一週裡處在不均衡狀態的交感神經與副交感神經，再度恢復均衡狀態。

由此可見，「自律神經失調症」並非自律神經本身失去平衡的結果，而是身體想強行恢復交感神經與副交感神經失去的平衡狀態，是一種「副交感神經的強迫性反射結果」。

在此說明這種運作機制。

身體裡有淋巴循環全身，當我們感到緊張時，只要毒素與疲勞物質都還在細胞內，我們就不會覺得疲勞。

但是當我們放鬆下來的時候，各個細胞就會將這些毒素排到細胞外液裡，再由淋巴回收，所以，只要全身的淋巴被汙染，循環就會變差，疲勞也會在瞬間襲擊身體。

這種情形就像運動選手在比賽中即使受傷，也會因為精神緊繃而不感到痛，但只要比賽一結束，馬上開始痛起來，受傷的地方甚至會腫起來。

當身體處在緊張的狀態裡時，疼痛、發癢、發麻、味覺、觸覺、聽覺等感覺會變遲鈍，而壓力造成身體緊張時，也會出現這種情形，理由就是因為交感神經位居優勢，所以這種生活方式會造成身體對原本會有的感覺變麻痺。

不僅如此，在身體變麻痺的同時，其實心理也常常因此跟著變麻痺。

人在面對無法承受的悲傷情緒時，會暫時停止心理的運作，這種情形稱為「冷漠」，常常起因於與親密的人生離或死別。

由於潛意識會將這種情緒封印在心理深處，往往因此讓人無法察覺到嘔吐的原因來自深沉的悲痛，才會誤以為「大概是工作太累了吧……」，遲遲無法改善症狀。

以這名病患的情形來說，他會嘔吐就是因為「無法用呼吸來吐出情緒」的緣故。

交感神經位居優勢的身體，會在不知不覺中讓呼吸變淺，因為此時吸氣位居優勢，所以每天都應提醒自己，利用呼吸來好好「吐出情緒」。這樣才能達到真正「鬆一口氣」的目的。

要調整悲傷、寂寞的情緒，必須增加吐氣

肺健康的人，最大特徵是皮膚白皙，整體來說也比較苗條。而且頭腦聰明，很適合戴眼鏡，眼神也常送秋波，後頸、脖子、線條清晰的鎖骨、肩膀稜線等處也都很柔軟，非常有魅力。

不過這些都是肺發揮正常運作時才能有的結果，只要肺的功能出現異常，就會影響大腸的運作，導致出現便秘與排氣等擾人症狀，也會讓肝臟變得容易累積怒氣。

肺是唯一直接接觸外氣的內臟器官，空氣裡所含的各種「資訊」會透過鼻子被送進體內，再進到肺裡傳送給血液。

相反地，體內約有六〇兆個細胞，而每個細胞所吐出的「資訊」，會透過血液被送到肺裡，最後再透過呼吸還給大氣。

換句話說，我們為了活下去所進行的呼吸，是在告訴我們「我體內正在發生這

種事」，是一種自我表現。

可見地球上的所有生物，都是透過呼吸在潛意識裡表現自我，所以大氣可算是所有生物彼此互吐資訊的「集體潛意識」。

肺是讓「我的體內世界是這樣」與「外面世界正在這樣」的資訊，互相交換的地方，所以肺愈健康的人，資訊交換情形會愈順利。

此外，當空氣在進入肺之前，會在支氣管裡兵分數路，所以肺功能愈好的人，分析能力會愈強，通常也都是頭腦靈活的人。

要維持肺的健康，一定要重視呼吸，但家裡環境若髒亂，就無法確保良好的呼吸空間，所以一定要整理好資訊類（書和文件）的東西，維持呼吸的順暢。

氣功裡有一種稱為「呼氣六字訣」的方法，其中一個是透過「ha:」的發音方式帶給肺更多活力。（編注：氣功的六字訣為：噓、呵、呼、呬、吹、嘻，雖無作者所提的「哈」音，但意指可以利用氣功吸吐氣的方式，自我練習。）

發音時不是像在嘆氣般的「哈～」，也不是像疑問句的「哈？」，而是在維持一定的音調下，花十五秒鐘慢慢發出「哈——」的聲音。

一天當中，難免會有讓人想嘆氣的時候吧。

這種時候一定要提醒自己，別只是嘆氣，應盡量發出「ha:」、「哈——」的聲音來吐氣。

會嘆氣表示體內已經囤積過多資訊，一定要好好利用時機將資訊釋放出來，等習慣後，再配合「哈——」的發音強有力地進行吐氣。

而且不論面對的是好事還是壞事，都應坦率地承認「我體內正處在這種狀態裡」，誠實地對著大氣表現自我。

無法用言語確切說明的難過心情，或無法說出口的悲傷情緒，都能透過「哈——」的聲音，一起被吐到大氣裡。

column 3

要看月亮，就用非慣用眼看

大家有聽過童話作家麥克・安迪（Michael Ende）嗎？

他是寫下〈說不完的故事〉、〈默默〉等知名兒童文學作品的德國作家。據說他晚年還深深地愛上日本。這樣的安迪終其一生所提倡的主題，就是奇幻的心理。

月亮是由水、碳、氮等物質構成。重力只有地球的六分之一，直徑是地球的四分之一。但月亮不該只是這樣的東西。

對孩子們來說，月亮上面住有兔子，兔子還會在上面搗米，而對日本人來說，或許上面還住了輝夜姬。

但當孩子們問「月亮上面住有兔子對吧？」時，身為爸爸的人，在回答「是啊」之前，會因為理性發揮作用，想到月亮上的兔子其實是隕石坑，因此停止了想像。

安迪將這種因理性而停止思考（其實是停止想像）的現代，批評為文明沙漠。

並充滿嘲諷口吻地將引領這種世界的馬克思、佛洛伊德、愛因斯坦、達文爾等四人，稱為文明沙漠的四大聖人。

安迪持續對科學性思考下的理性主義蔓延，並逐漸奪去奇幻想像的世界提出警訊，大力主張科學萬能主義愈氾濫，愈應培育孩子們奇幻心理的重要性。

我們都有右眼和左眼兩隻眼睛，其中我將右眼定位為「太陽之眼」、左眼定位為「月亮之眼」。

在此不妨試著用左眼看月亮（也就是閉上右眼）。

雖然我的慣用眼是右眼，但用左眼來看月亮時，其實更能看得清楚。

多數日本人（約為七〇%）的慣用眼都是右眼，所以相信應該都和我一樣，用左眼看反而能看得更清楚。

為什麼用慣用眼與非慣用眼看，會有這種差異？

很不可思議吧？不過月亮本來就充滿不可思議。

讓不可思議的東西維持不可思議的樣貌，也是培育奇幻心理的訣竅。

或許這同時也是坦率進入自己心理的訣竅。

白天的眼睛＝太陽之眼＝理性之眼

晚上的眼睛＝月亮之眼＝奇幻之眼

就是因為能自由穿梭在這兩個世界裡，人類才能變得如此豐富。

第4章

調整憂鬱、無精打采的情緒

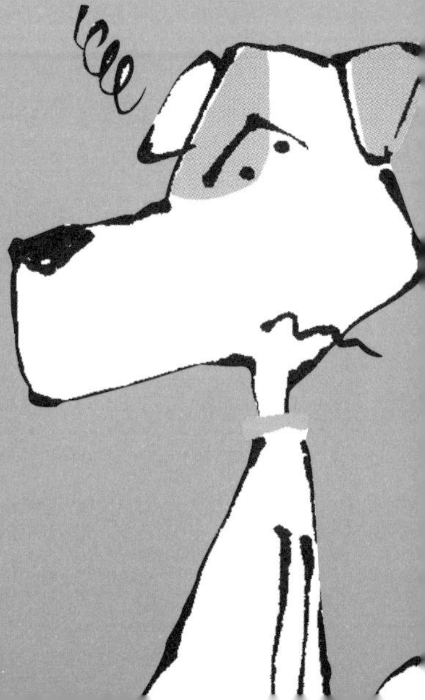

相關的主要器官

心臟

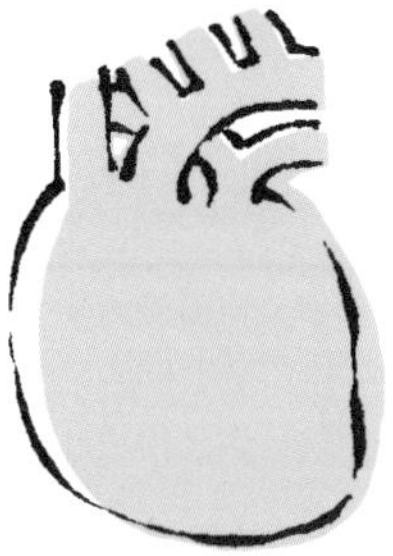

心臟會發揮幫浦般的功能，負責將血液送到全身。心臟裡有右心房、右心室、左心房、左心室等四個腔室，其中右側的腔室負責將循環全身各處的血液回收後送到肺裡，左側的腔室則負責將吸收氧氣的新鮮血液送到全身各處。

心臟是由稱為心肌的肌肉所組成，平均一分鐘會跳動五〇～七〇次，當心臟的跳動節奏出現紊亂，或無法充分發揮幫浦功能將血液送到全身各處時，就會發生大問題。心臟是為了維持生命，奉獻出自己一切的內臟器官。

憂鬱易傷心

當我們感到有些憂鬱、無精打采時，會大為降低我們對開心或喜悅的敏銳度。這種時候就會讓我們迷失，不知道自己該為什麼感到開心或喜悅。

根據某個學說，日文「開心（ureshii）」的字義，來自「背面（ura）」一詞。換句話說，開心的本質就是隱藏在內心的想法、不被表現在外的想法。

克服困難而來的成就感、受到他人正面評價時的充實感、與他人互通心意時的安心感……，開心的情緒往往包含了在那之前所有的「背面情緒」。

所以日常若無法順利將「背面的情緒」以「開心」的方式表現出來，只是不斷隱藏起來的話，一旦身體承受不了而瞬間爆發開來，就會出現不好的結果。

這麼難為情的事說什麼也辦不到、怎麼可能將自己心理深層的一面公開出來……。

只要繼續養成這種心理習慣，最後真的會愈來愈不明白什麼才能讓「自己開心」。

對開心和幸福的敏銳度一旦變遲鈍，就身體層面來說，會影響到心臟。

因為心臟不只是循環系統裡的重要器官，同時也是最容易對快樂情緒產生反應的器官。

【心臟虛弱時會出現的自覺症狀】	
手肘痛	失眠
左肩痛	眩暈（來自心臟）
容易流汗（稍微動一下就流汗）	高燒
口腔炎（來自心臟）	常作夢
夾雜舌炎般的疼痛	口乾
打呼	倦怠無力
嚴重健忘	容易嚇到（來自心臟）
手腳冰冷（來自心臟）	暈車・暈船
心悸	社交恐懼症、預期性焦慮、考試前緊張
心律不整	手掌發燙
尿液顏色深	下臂痛、發麻
有貧血傾向	

血液因故停滯不前而囤積在一處的情形稱為「瘀血」，而所謂「氣鬱血瘀」，此時身體某處也會同時囤積一股停滯不前的氣，換句話說，鬱就是對身體發起的罷工行為。

所以要調整憂鬱的情緒，最好的方法就是活動身體。

美國的醫學論文就指出，沐浴在朝陽下走路，是治療憂鬱症的有效方法。

此外，恢復心臟原有的節奏，也能有效消除鬱悶的心情。

不妨將手輕輕貼在胸前，感受一下自己的心跳，就能發現那裡充滿你以往各種開心的體驗。其實平常就應坦率地將這種「好開心」的心情表現出來，而要達到這個目的，一定要在日常生活裡養成習慣，慢慢尋找自己的各種「開心」。

能坦率感到開心時，表示你已經很努力在融入社會，更證明你已經有辦法接受自己內心裡的各種情緒。

肩膀的使用方法，能看出自我評價的高低

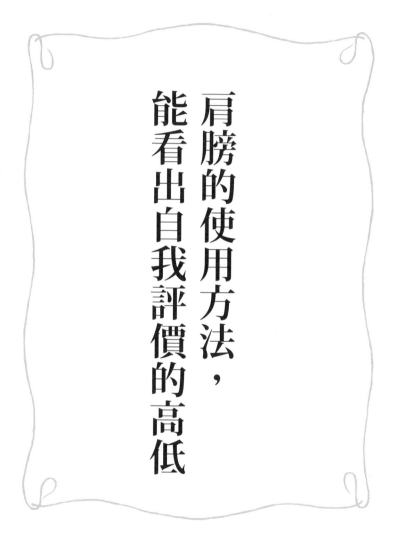

除了疾病與受傷等明顯的自覺症狀外，依據身體的使用習慣，有時也會隱含潛在的警訊。

例如肩膀，日文就有聳肩、垂肩喪氣（垂頭喪氣）、肩身狹窄（臉上無光）等，各種和肩膀有關的比喻說法，顯示肩膀表現出一個人的「魅力」，以及對人生的「膽量」。

在人的上半身裡，肩膀和鎖骨以及肩胛骨總是連動在一起，形成有如倒三角形的鎧甲。

也因為這三個部位連動在一起，所以肩膀的一舉一動都會影響整個上半身。

凡事若能「從左肩」開始活動來展現自己的魅力，就能提升心臟和肺的活力，進而提升運作能力。

在此稍微說明一下。

就身體的反射作用來說，右肩反射的是靜脈循環，左肩反射的是動脈循環。

醫學上也認為對心臟施加的負擔會表現在左肩上，其實正確來說，反射的是心臟將動脈血液壓出時的力量強弱，而另一邊的右肩，反射的是將靜脈血液從肝臟送到心臟去時的力量強弱。

換句話說，左右兩肩反映的是身體的血液循環。

只要懂得應用這個原理，就能從肩膀的僵硬情形看出身體左右的平衡狀態。

雖然會有個人間的差異，但基本上右肩代表的是生氣與需求不滿足，左肩代表的是缺乏自信與自我評價很低。

對自己沒什麼自信……，有這種情形的人，務必提醒自己多活動左肩。

例如要踏步往前走時、要搭上捷運時、要把文件資料拿給他人時等，要開始將身體往前移動時，刻意「從左肩」來活動身體。

如此一來就能將原本缺乏自信、自我評價很低的情形，逐漸轉變成你個人的「魅力」。

大家有看過日本古裝劇《遠山的金先生》嗎？

劇中男主角遠山的金先生，是江戶町奉行官遠山金四郎影元，他每次要動手懲罰惡徒時，一定會說：「我身上的這個櫻吹雪，你有種讓它飛濺開來，你就試試看！」，同時露出肩膀上的刺青，而這個櫻吹雪刺青就刺在他的右肩上。

由於這是發生在江戶時代時的事，在用右手拔起左邊的刀子時，同時露出右肩上的刺青會比較方便，如果要露出左肩來，恐怕會來不及拔刀斬向對方。

簡單地說，右肩是在向對方展現攻擊性。

相反地，左肩是在向對方展現友好性。

所以刻意使用左肩能展現自己與對方的親和性，也能逐漸養成凡事從左肩開始活動的習慣，最後對自己產生自信，進而縮短與對方的距離。

要讓肩膀放鬆，最有效的方法就是在活動肩膀之前，先按摩手臂。

從手肘到手腕的部分稱為下臂，要左右交互按摩此處，等充分按摩完後，再來活動肩膀。

首先想像一下鎖骨、肩膀、肩胛骨等上半身，宛如穿上倒三角形的鎧甲一樣。

然後將左右兩肩極力往前拉，彷彿要讓右肩頂點和左肩頂點貼在身體前面一樣。

接著反過來將左右兩肩極力往後拉，彷彿要讓兩邊肩膀的頂點貼在身體背面一樣。

要反覆交互進行往前拉與往後拉的動作。

過程中要持續想像著，有如倒三角形的蝴蝶正揮動柔軟翅膀在飛翔一樣。

一定要利用柔軟的肩膀，來表現自由翱翔的羽翼。

只要養成這個習慣，就能快速將你的魅力傳達給他人看到，相信屆時你的朋友、主管、伴侶一定會對你說：「你應該更有自信才對」。

鍛鍊鎖骨，就是在鍛鍊「自制力」

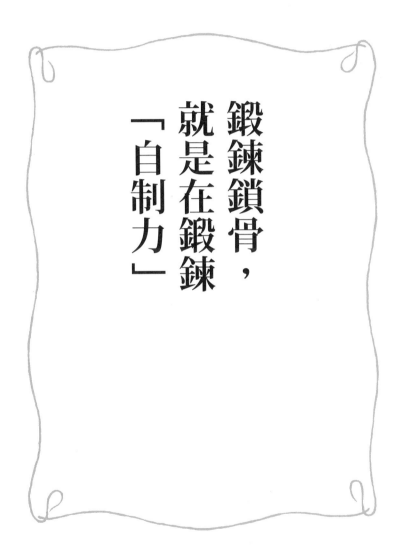

鎖骨是很容易骨折的骨頭。

雖然鎖骨能發揮支撐手臂的支柱功能，但運動時的激烈衝撞、摔倒、撞擊等情形，都有可能造成骨折，可見鎖骨本身的構造很容易受傷。

鎖骨能固定住手臂，讓原本能自由活動的手臂無法朝某一方向活動……，顯示鎖骨隱藏著「自制力」的心理。

但其實鎖骨不只能固定手臂，也能將左右兩手放在較遠的位置，所以能幫忙擴展手臂的可動區域。簡單地說，鎖骨同時具有控制與擴展自由兩個面向，堪稱為理想的「自制力」。

以維持身體健康所做的運動來說，也不是只要頭腦理解就好，最重要的仍是要實際活動身體，並持續下去。

但人們總是習慣以「不自覺」、「算了」為藉口來袒護自己，所以會情不自禁多吃甜食，也會忍不住偷懶不用功。

這種袒護自己的行為是每個人都會有的情形，但只要習慣以「算了」為藉口，久而久之身體自然會失去緊張感，而最容易顯現這種結果的部位就是鎖骨。

在此介紹能有效鍛鍊鎖骨的運動方式。

利用洗完澡等能看見鎖骨的時候，站在鏡子前。

此時只要縮起脖子，就能清楚看見鎖骨，而只要利用這個時候將兩肩往前拉，就能更清楚看見鎖骨，相反地，只要將肩膀往後拉，就會看不見鎖骨。

只要反覆進行這樣的動作就行了。

這個動作看似很簡單，但只要做五、六次後，就會開始覺得辛苦。

此時不妨完全放掉力量，讓肩膀徹底放鬆。

等完全放鬆下來後，再重新縮起脖子，反覆將兩肩往前後運動五、六次。至於呼吸方式，為在將肩膀往前拉時吐氣、將肩膀往後拉時吸氣。

此時的重點在於肩膀和手臂必須一起活動。

鎖骨連接著胸部中央的胸骨與肩膀的肩胛骨，所以，活動鎖骨的時候能夠運動到肩膀。

這個運動方式很簡單，不妨以「本週是鎖骨週！」的心情，持續進行一段時間，等貫徹到最後，再繼續設立下一個目標。這種累積的努力，最終將鍛鍊出能克制「不自覺」的自制心理。

從乳房疾病，看出心理糾葛

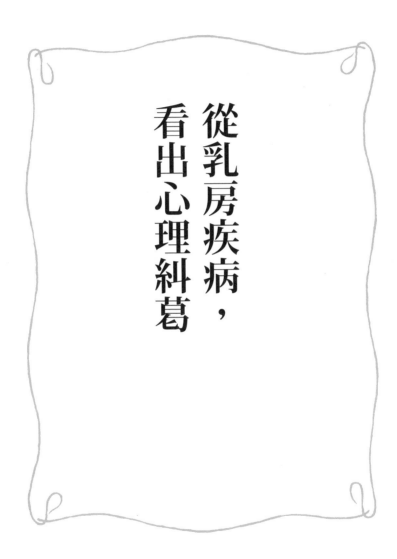

好萊塢女星安潔莉納・裘莉為降低罹患乳癌風險，公開表示接受了乳房切除手術，讓全世界非常震撼，但也因為她的此舉，讓預防乳癌的啟蒙運動——粉紅色絲帶運動，開始在全世界流傳。

就乳房的心理來說，一般人可能會認為這是女性才有的主題，但這種女性特有的症狀與疾病，其實是與伴侶共有的問題，所以男性千萬別視而不見。

根據某醫師的臨床研究顯示，右乳癌病患與左乳癌病患的壓力性質並不同。多數右乳癌病患長年來都有家庭問題，且往往無法對人啟齒，導致病患本身不是沒能察覺到，就是不想承認來自家庭的這股壓力是造成自己罹癌的原因。

另一方面，左乳癌病患比較開放，也會以對方的想法為優先，但也因為常常為了他人而行動，導致肉體疲勞，甚至是過度操勞，因此在過度的壓力下，讓身體失去平衡。

由此可見，右邊顯示的是長年累積的精神壓力，左邊顯示的是肉體上的壓力。

在此先岔個題，大家是否看過奈良的大佛？

奈良的大佛，右手是手掌面向前方舉著，左手是手掌向上托在膝蓋上。

這個姿勢顯示右邊代表發送訊號、左邊代表接受訊號。

這種情形也適用在人類身上，所以右邊身體代表自我發訊，左邊身體代表接受。以人際關係來說，若想主動表現自己，就從右邊身體開始活動，若想接受對方的想法或各種狀況，或表現出女性的一面來，就從左邊身體開始活動。

若將自我表現或內心的想法壓抑下來，這股能量很容易在反動下囤積在右乳房裡。相反地，若一味逆來順受地承受壓力，一旦超過自己的極限，這股能量就會囤積在左乳房裡。

儘管無法一概而論左右兩邊所代表的類型，不過一般認為右邊容易出現與男性化能量有關的課題，左邊則容易出現與女性化能量有關的課題。

前述的臨床研究結果也提到，右乳癌病患以理性派的人居多，顯示這類人認為問題與課題都「應該由自己解決」。

左乳癌病患則以能體會對方的想法、懂得體貼對方的溫和派居多，所以即使受到他人無理的要求，也往往很難拒絕，最後結果就是將對方的壓力變成自己的壓力並累積在體內。

即使最後幸運地躲過乳癌，也會引發乳腺囊腫、乳腺炎、荷爾蒙引起的乳腺病等，造成乳房硬塊或疼痛的情形，所以若這種症狀出現在左右其中一邊的乳房，一定要趕緊釐清自己的情緒種類。

順帶一提，有不少人左右兩邊的乳房大小不一，這和乳房下緣的胸大肌有關，顯示對左右兩手的使用方法不同。

乳房是女性充滿神祕性的部位，具有保護肺與心臟等器官的功能，而就關懷生命的觀點來說，左右兩胸都有共通的作用，且右胸與左胸分別象徵堅強與溫柔的心理，這一點一定要時時提醒自己。

會便秘，是因為事事都想延後處理

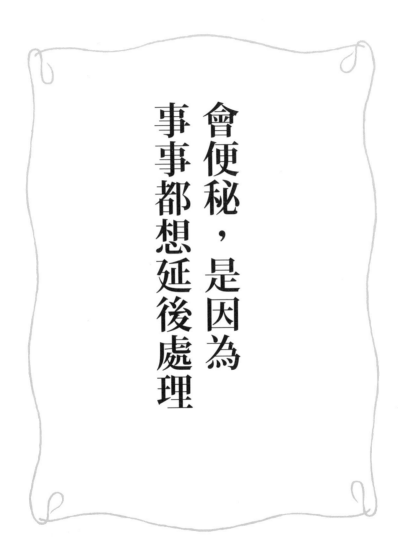

便秘是女性的大敵，對皮膚當然也不好。男性雖然沒有女性容易便秘，但近年來同樣有增加的趨勢。嘗試過許多方法都無效……，有這種情形的人一定要知道，解除便秘的關鍵在於小腿肚！

小腿肚是「後退走」時最活躍的肌肉，換句話說，就是累積「現在只想避開眼前狀況」的心情的部位，因此小腿肚象徵了「事後再說」與「總會處理」的心理。事實上，容易便秘的人，最常說的口頭禪也是這類的話。

當然便秘的原因有很多，其中之一是腸內囤積太多熱能，造成腸黏膜乾燥而無法順利排放糞便，這種時候必須設法將乾燥的腸內熱能釋放到腿部去。

腸和小腿肚有關？或許大家會有這個疑問，但「氣」的通道上有三焦經，而且會經過小腿肚。

三焦經是調整頭部、胸部、腹部這三處氣的經絡，所以將腹部裡含有乾燥熱能的「氣」釋放到小腿肚，是最好的辦法。

簡單地說，應該做小腿肚運動來誘導熱能。

最推薦的小腿肚運動是「廚房運動」。

也就是利用站在廚房裡的時間來做運動，例如煮菜或洗碗盤等時。

首先要站直身體，並張開雙腳到與肩膀齊寬。

接著用力抬高腳跟，進行伸展操運動。

剛開始的十次，要將腳尖稍微往外側張開，以外八狀態進行。

同時將身體重量放在雙腳的小趾側。

接下來的十次則將腳尖朝向內側，以內八狀態進行。

同時將身體重量放在雙腳的大拇趾側。

採取外八狀態進行時，要記得收緊肛門；採取內八狀態進行時，則要記得在腹肌上用力。

腰部力量較弱的人，進行這項運動時要特別注意。基本上只要每天持續做十次外八、十次內八，共二十次的運動，運動量就已足夠。

做運動首重持之以恆，只是就現代人的生活來說，要撥空出來做運動並不容易，所以訣竅在於將這種運動融入自己的生活習慣或行動裡，若能持續做到「只要站在廚房時就會不自覺做伸展操運動」的程度，就能化習慣為自然，這也是坊間大力推薦在廚房裡進行「邊做事邊運動」的理由。所以今後不論刷牙時還是看電視時，都應盡量找時間做這項運動。只要配合自己的生活作息，在適當的時機裡進行就行了。

整體來說，有便秘傾向的人通常都很容易錯失時機，最後恐怕會想排也排不出來，因為時機對腸的運作非常重要。

進行小腿肚運動時，一定要抱持「我現在馬上做」、「我已經在做」的心理。要徹底掃除「事後再處理」的心理，最有效的方法就是活化小腿肚。

一定要改掉「總會處理」、「事後再說」的口頭禪，並養成在適當時機裡活動的習慣。

要調整憂鬱、無精打采的情緒，就對身旁的人道聲「早」

心臟健康的人，光看外表就充滿活力，喜怒哀樂的情緒也很豐富，最大特徵是臉上經常掛著笑容，擁有一種天生就能吸引人的魅力特質。

能將心臟的活力帶給身體的力量，就是血液循環，而全身充滿活力的人，全身的血管也會充分活躍運作。事實上情緒的起伏、與他人之間的互動，都會大大反映在血液的流動上，所以這樣的人對開心的事及愛恨情仇，都會很敏感，也容易對他人產生移情作用，對動、植物也會充滿愛心。

另一項特徵是言行舉止雖然天真爛漫，卻也很在意他人的感受。

心臟同時也是母愛的表徵，更負責把這份愛運送出去，所以會全年無休地將名為氧氣和養分的愛，分送到身體各個細胞裡去。

心臟健康的人，屬於會將這種「把愛分送出去」的心臟力量全面展現出來的人，所以會對他人深感興趣，也會隨時關心周遭的人，是非常可愛的人。這樣的人，血管也會緊跟著這種心理活動運作，因此讓當事者隨時看起來都充滿光澤。

不過相反地，這種人也很容易因他人的言語而受傷，因為一心想取悅周遭的人，想和大家分享自己的活力，一旦遲遲無法如願，甚至遭到對方冷漠以對，就會非常受挫，所以這樣的人，最重要的就是學會管理自己的情緒，千萬別因對方的言語過度反應，否則很容易引發身體上的症狀。

最好的方式就是感受自己的心跳。

例如泡澡時，將手貼在胸部中央稍微偏左的地方，也就是心跳最明顯的地方，然後閉上眼睛，將所有精神貫注在心跳上。

這個做法雖然簡單，但因為全神貫注就是在灌注愛情的表現，所以不妨利用這種方式，將愛情也分送給心臟。

不僅如此，只要多採取「與他人分享」的行動，就能恢復原有的可愛與魅力。分享的東西不必是有形的物品，可以是有趣的資訊、經驗、智慧，甚至道聲「早！」都是與人分享的好行為。

要調整無精打采和憂鬱的情緒，最有效的方法就是和身旁的人分享笑容，以度過美好的每一天。

column 4

言語的力量

言語是「個人在某場合裡表達自己意見的手段」。

所以我認為言語是連結個人與環境的重要溝通工具。

此時的「場合」也包含了表達意見這個人所累積的經驗，例如健康的身體與美麗的皮膚，都是一個人累積努力而來的成果，換句話說，在這種累積努力的「場合」之上，存在這個人目前的身體狀況。

我們每個人都是在連結自己與環境的情況下，努力創造屬於自己的「場合」，所以個人與場合，也就是言語的使用方法，突顯的是這個人如何與社會連結。

客氣的言語表現，表示這個人始終很客氣地面對著社會。

相反地，粗暴的言語表現，會連帶地讓屬於自己身體的場合紊亂。

粗暴的言語最先會表現在眼睛、下巴、牙齒等處，而日積月累下還會進一步影響知覺神經。

不僅如此，這種紊亂情形也會表現在皮膚上。

因為皮膚表面布滿能察覺外部溫度、濕度、空氣狀態等微妙變化的神經末梢，而粗暴的言語會造成你周遭的空氣振動，所以這種影響最終會回到你的皮膚上。

對牙齒和下巴的影響也同樣重要，因為此時唾液腺的反應會變遲鈍，導致身體無法適當地分泌消化液，最後結果就是口乾舌燥，當然也會影響胃與腸的消化活動。

不過話說回來，言語表現並不存在所謂正確與否的衡量基準。有些場合適合文雅的言語表現，有些場合即使言語表現得不夠文雅，還是能傳達自己充滿關懷的心意。

但不論在哪種場合裡，仍應避免「口吐惡言般的言語表現」。也別被朋友、周遭的人、流行、電視報導等影響，跟著說出不像你會說的話，否則日積月累下去，一樣會讓你自己的「場合」紊亂。

務必好好檢視你今天的言語表現，並從明天開始「積極意識」你的言語表現，以養成習慣使用只屬於你自己應有的言語表現。

第 5 章

調整恐懼、害怕的情緒

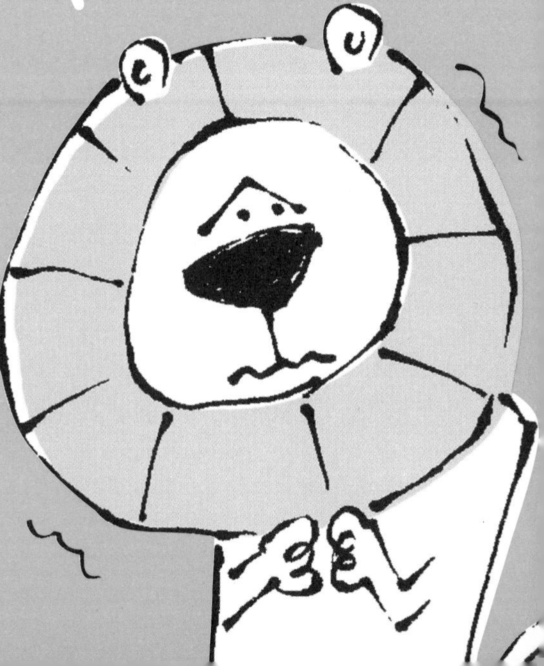

相關的主要器官

腎臟

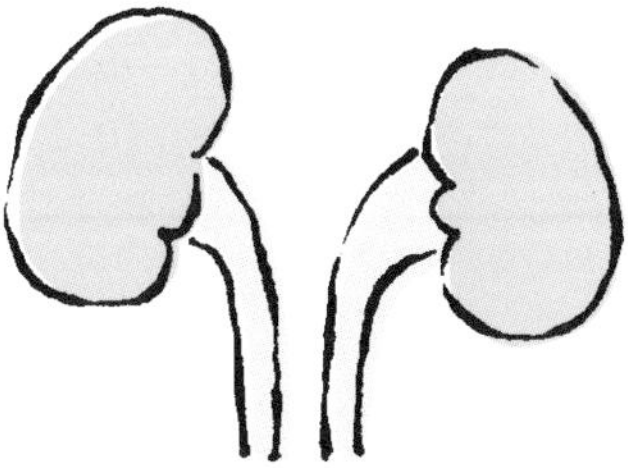

腎臟位在背部靠近腰的地方，共有兩個。

腎臟負責過濾血液並製造尿液，將身體裡不必要的老舊廢物與多餘鹽分、水分排出體外。維持體內一定的水分，同時維持體液裡的鈉和鉀等成分均衡，這些都是腎臟的工作。此外，腎臟與血壓也有很深的關係。由此可見，從不停歇地將不必要物質排出體外的腎臟，是很有毅力、也很有均衡感的內臟器官。

恐懼易傷腎

懼高症、幽閉恐懼症、尖物恐懼症、恐人症、怕鬼、怕蟲等，令人害怕的對象有千百種，但究竟什麼才是最可怕的？

此處要來探討最極端的情形，那就是「對死的恐懼」。只要探討這最令人害怕的對象，或許要調整其他令人害怕的心理就容易多了。

不論是誰，一定都會怕死。

我小時候曾有一段時期，每天都很害怕地認為「我今天一定會死」。所以對於要去上學這件事，心裡怕得不得了，總覺得今天說不定會被車撞死、會被壞人抓走、會被每次上學途中一定遇到的那隻大狗咬死……。

現在回想起來，當時為什麼會那麼害怕，連自己都覺得不可思議，但對當時還是少年的我來說，的確是一個很大的困擾。

目前我因為工作的關係，接觸過許許多多不同類型的病患，其中當然也接受過實際面對死亡威脅的病患諮商。

對癌症的恐懼、對疾病的恐懼、對死的恐懼……，這些當然都是很自然會發生的根源性情緒，但仔細分析會發現有下列特徵。

・與珍愛的人永別

・名為自己的這個存在的瓦解與消滅

基本上可歸納出與這兩大主題有關。

自己所累積的經驗與思想，以及帶給自己這些經驗與思想的契機的各種人際關係，要失去這些，確實很令人害怕。

東洋醫學主張「恐傷腎」，認為恐懼有害腎臟。

眾所周知，腎臟具有過濾血液與製造尿液的功能。

所以腎臟會將血液裡多餘的物質區分開來，以淨化血液。

但血液對身體來說，完全是「自己的分身」，要將這種另一個我的血液過濾後排除出去，當然會感到恐懼。

所以腎臟總是會戒慎恐懼地思考，真的要捨棄這個東西嗎？有沒有可能之後還是會用到？是不是先保留下來比較好？簡單地說，腎臟在日常生活裡，不斷要面對這種「恐懼」。

但若腎臟因此沒有放手，繼續保留這些不必要的血液時，情況又會如何？屆時血液會變濃稠，也會因此囤積毒素，使得身體容易受細菌等感染。

恐懼是生命陷入危機時所發出的一種警訊。

自己珍愛的人陷入危機時。
自己擁有的財產、物品、土地受到侵犯時。
自己想做的事被他人搶走時。

恐懼就是為保護自己的所有不被他人搶走時的心理，所發出的一種警告。

【腎臟虛弱時會出現的自覺症狀】	
腿腰有倦怠感	白帶（量多）
腳踝扭到	子宮肌瘤
膝蓋痛	脖子無法轉動
掉髮	氣喘（來自腎臟）
白髮	精力減退（勃起功能障礙）
頭皮屑	攝護腺炎・肥大
扁桃腺紅腫（扁桃腺增殖性肥大症）	頻尿
耳鳴	腿部浮腫
重聽	香港腳
耳痛、中耳炎	腹股溝癬
智齒（咬合不正）	雞眼
眩暈（來自腎臟）	

拚命三郎的口頭禪是「這個也得做、那個也得做」，行程總是排得滿滿的，但這種拚勁如果是起因於恐懼，就很容易累積壓力，到頭來會搞不清楚什麼才是「自己真正想做的事、覺得開心的事」。

來自恐懼的拚勁會呈現在身體上，例如腿部浮腫、腰部沉重、腳踝僵硬、骨盆變硬、經期不順、經痛等，甚至會變得容易感冒，也容易引發鼻炎或喉嚨發炎等症狀。

最好明白恐懼是要我們「將不必要的東西放掉」的訊號。

「緊抱不放」只會讓身體無法動彈，也會降低你真正的魅力與能力。

要調整恐懼的情緒，訣竅就是簡單又清楚地說出「我要○○！」。將自己特別化，只做自己才能做到的事，其餘的事就交給他人去負責。

整理好身邊的事物、捨棄不必要的文件與書籍雜誌，也是很重要的關鍵，所以別再繼續留著「總有一天會用到」，卻始終沒派上用場的東西。

要調整名為恐懼的情緒，最有效且具體的方法就是把家裡整理乾淨，並大膽丟棄不必要的東西。

頻尿，來自迷失自己的恐懼

頻尿與膀胱炎常常是自己的基準失衡時所出現的症狀。

因為這類來自膀胱的症狀，其實都與肚臍有關。

位在身體中央的肚臍，代表「我的基準在這裡！」的心理。

還沒出生的胎兒，會在肚子裡透過臍帶吸收氧氣、養分，與其他所有必要的物質。

雖然連結臍帶與膀胱的「臍尿管」會隨著胎兒的成長逐漸退化，但至少從這裡可以得知，肚臍與膀胱的確是連結在一起的，著實叫人吃驚。

膀胱不只是貯存尿液的地方，當體內血液濃度過高時，膀胱還會設法排出較濃的尿液來降低血液濃度；相反地，當體內血液濃度過低時，則會排出較多的尿液使血液濃度升高。若血液象徵的是「現在的我」，那麼膀胱就是負責調整現在的我，而負責接受這些訊號的天線則是「肚臍」。

東洋醫學提到「肚臍下三寸」有丹田，主張這是非常重要的部位。

不過關於這個「肚臍下三寸」的說法，有某位東洋醫學的醫師告訴我，其實並非在肚臍「下」三寸處，而是在肚臍「深處」三寸的地方，換句話說，丹田位在身體內側。

這個地方其實正是前面提到的臍尿管所在的位置，所以丹田就位在肚臍與膀胱之間。

肚臍遠比我們想像的還擁有能感受各種事物的能力，所以當血液太濃、血液太淡、血液太冷、血液囤積太多熱能……等時，肚臍都能發揮天線的作用，通知膀胱來調整血液濃度。

這同時也等於在告訴我們，自己目前的基準處於什麼樣的狀態。

活在現代這種社會裡，要堅定地維持自己的基準而不失衡，是一件很難的事，因為若想蒐集資訊，只要有心就能隨時蒐集到龐大資訊，甚至透過SNS（社群網站）能輕易得知遠在天邊的人所發出，所有有心、無心的意見。

求知的欲望沒有極限。

但儘管今日已能隨意去到地球上的任何地方，也不代表能輕易在所有國家裡居住下來，就連遇到的人也一樣，終我們一生能遇到的人數還是很有限。

這就像去書店裡能看到許多書籍，卻沒辦法讀完所有書籍一樣，而即使真能全部讀完，人生大概也快過完了，對這個人來說，等於他人生的世界就在書堆裡結束。

總結來說，就整個世界來看，我們只活在其中的一小段裡。

所以想瞭解什麼、想擷取哪一部分來生活，將決定我們的「世界」。

既然如此，何不開心地過生活，而開心過生活的方法，就存在於你對開心的讀取方式。

新聞與報導的目的原本只在提供資訊，要如何解讀這些資訊是我們自己的事，偏偏現在的新聞與報導充斥著搧動人們過度不安與恐懼的內容，等我們察覺到時，已經愈來愈不明白自己的想法了……。

所以一定要隨時提醒自己，「世界」是我們眼見耳聞所架構出來的，應該盡量聚焦在能讓自己快樂的事物上，這才是度過快樂人生的訣竅。

而這項衡量基準就存在在我們的肚臍裡，但直接觸摸肚臍恐怕不太好，所以不妨伸直背脊，並偶爾輕撫肚臍四周，設法磨亮這個天線的敏銳度。

成人長痘痘，是男人味與女人味在交戰

痘痘與粉刺最容易出現在上半身，尤其以臉、脖子、背部等處居多。這證明此時「氣」正往上升，因為氣習慣聚集到「上面」與「表面」。

皮膚可分為覆蓋在身體表面的表皮層，以及表皮層下面的真皮層。要探討痘痘的心理，只要明白表皮象徵「顯意識」、真皮象徵「潛意識」，自然能一目瞭然。

所以這代表真皮層＝潛意識裡的糾葛，已經浮現到表面來，才會透過痘痘與粉刺的有形物來表達訴求。

相較之下，很想表達自己、卻不知該如何表達，是年輕時的青春痘想訴求的主張。

不過話說回來，也有一些人從來沒長過痘痘或粉刺吧。這樣的人，都是有辦法在真皮層裡就解決掉問題的人，所以沒有機會讓問題浮現出來，自然不會長東西。

在此稍微說明一下長痘痘的機制。

皮膚是由表皮、真皮、皮下組織等三層構造所組成，長出痘痘的「毛囊」位在中間的真皮層裡。

毛囊的出口是毛孔，當最上面表皮層的毛孔因髒汙而被堵住時，油脂就會囤積在下方的毛囊裡，最後變成痘痘。

皮脂腺同樣位在真皮層裡，與毛囊如樹枝般的連結在一起，而真皮層裡還有負責排汗的「汗腺」，當皮脂腺分泌的皮脂與汗腺排放的水分巧妙地融合一起時，會在皮膚表面形成「皮脂膜」，負責保護皮膚不受紫外線等外來物質刺激。不僅如此，皮膚能保持滋潤也是拜皮脂膜之賜。

會長痘痘，就是因為這種油脂和水分的比例失去平衡所致，因為油脂囤積過多而形成。

皮脂腺所分泌的皮脂裡含有三酸甘油酯，是痤瘡丙酸桿菌的養分來源，當痤瘡丙酸桿菌增生時，毛囊內就會發炎、甚至化膿，這就是痘痘的起源。

想治好痘痘！這種時候只要消滅痤瘡丙酸桿菌就能有效治療，但追根究柢來說，真正的原因來自皮脂變多的體質。

造成皮膚皮脂腺發達的原因，與名為「雄性激素」的荷爾蒙有關，也就是所謂的「男性荷爾蒙」，因為皮膚裡存在接收這種荷爾蒙的「受體」，是這個受體造成皮脂腺的發達。女性也有雄性激素，基本上是由卵巢與腎上腺分泌。

不過就女性的情形來說，最常在黃體期（從排卵後到下次月經來前）裡長痘痘。

因為在這段時期裡，皮脂腺會受到刺激，造成皮膚容易變油。

簡單地說，黃體期就是女性容易長痘痘的時期，而且在這段時期裡，因為基礎體溫比較高，身體比較容易鬆弛，所以，皮膚也會因此失去了彈性，體重也不容易下降。

對女性來說，雄性激素（男性荷爾蒙）與黃體素（女性荷爾蒙）之間的抗衡情形，會直接呈現在自己的男性化與女性化的均衡狀態上。

或許容易長痘痘的人，可說是在原本應盡量悠閒度過的黃體期裡，過度發揮男性化的結果所致。

這樣的人通常都無法卸下自己的戰鬥心態，或很想和他人有所連結卻辦不到，甚至無法將自己好好地解放開來。若想改變這種狀況，首先一定要確實傳達自己的想法，偏偏這樣的人就是辦不到，在無法傳達自己想法的狀態下，只能將自己的想法封存起來，最後結果就是無法擺脫煩人的痘痘生活。

要改變這種體質，最好的方法就是設法卸下自己的戰鬥心態，並坦率面對自己的心情。

此外，當身為女人的自我表現（女人就該這樣才會有女人味），與身為男人的自我表現（男人就該這麼做才是男子漢）交戰情形愈嚴重時，惡果愈有可能從真皮層顯現到表皮層來。

換句話說，女性應該坦率面對擁有「自我風格」的美，而不是追求不知道是誰訂定的理想美，若被理想美這種幻想絆住，很容易對目前的自己感到不滿，進而否定自己。

就心理學觀點來說，戀父情結也會影響臉上的痘痘，因為此時雖然面對與母親的競爭，卻會在潛意識作祟下，認定自己不該比母親還美麗，這種自我否定也會造成長痘痘的結果。

若覺得自己長痘痘或粉刺的情形很嚴重，一定要好好面對自己這種潛在的心理糾葛。

坦率面對自己的身體，就是在坦率面對自己的心理。

肩胛骨僵硬，是對自由的需求不滿足

能自覺肩胛骨僵硬是很重要的一件事。

因為最近有愈來愈多人沒有自覺自己的肩胛骨僵硬，有些人是去按摩時，被按摩師說「你的肩胛骨很僵硬呢……」才首度發現這一點，或許你也有這樣的經驗吧。

肩胛骨經常是承受莫大壓力的部位。

人都擁有「說不出來為什麼，但我就是想這麼做」的一種類似天生的需求，而這種需求會表現在肩胛骨上。

我曾在一本書上讀到，生物在演化的過程中，鳥類為了飛翔天空而進化出翅膀，人類為了創造而進化出發明來源的雙手，讓我深有同感。肩胛骨對鳥類來說就是「翅膀」，象徵著翱翔天空的「自由」。肩胛骨也許是天使羽翼的遺跡……，我甚至聽過這種浪漫的學說。

想更瞭解這個浩瀚的世界、想離開父母身邊獨立、外面世界裡一定也有我的容身之處……，這些與場所和移動有關的「空間需求」，全都反映在肩胛骨上。

反過來說，這也表示肩胛骨愈僵硬，代表情緒全集中在某一處的心理糾葛情形也愈嚴重，例如來自職場、家庭、父母、當地社會的束縛感。

不過話說回來，就人類的肉體層面來看，還是渴求能雙腳踏地，這種需求不論面對父母還是伴侶，或是職場上的主管都一樣，而這種「對經濟自由需求」的心理糾葛，最容易以肩胛骨僵硬的方式呈現。

雙腳踏地，也就是「腳踏實地」固然很重要，但若一味顧著滿足他人的需求，卻忘了自己的羽翼，絕對不是一件好事。

基本上肩胛骨、肩膀關節、鎖骨這三個部位是連動在一起的，就結構上來說，有如上半身穿了盔甲，而從肩胛骨的「胛」字就能看出，此處僵硬代表正處在「戰鬥模式裡」。

空間自由、經濟自由、戰鬥模式。

肩胛骨承擔著如此重責大任，如果沒能察覺自己的羽翼狀態，就會在無形中背負起沉重的盔甲。

偶爾也該脫下這些盔甲，「意識性的」讓肩膀和手臂放鬆一下，如果不懂得適時脫下盔甲，就無法得知自己真正的需求。

若以氣的流動方式來說，肩胛骨上也有「三焦經」通過的重要關鍵點（第一四四頁也提到過「三焦經」）。三焦經是將氣運送到上焦（呼吸系統）、中焦（腹部）、下焦（泌尿器、生殖器）的通道，也負責調節體溫和淋巴流動。

簡單地說，肩胛骨負責將囤積在肩膀上的氣分散到全身各處，具有促進淋巴流動的作用。

肩胛骨對手臂和手指的使用方法，也有很大的影響，而手是一個人表現自我的部位，所以個人的需求表現，會從肩胛骨透過手傳達出來。

讓人按摩肩胛骨，表示想克服對束縛的恐懼，具有疏通全身自由的作用。

腿部浮腫，是對迷失人生方向的恐懼

最常出現在腿部的自覺症狀是「浮腫」。

腿部症狀最常來自對未來、對自己應前進的方向感到迷失或恐懼時。

腿部浮腫其實和呼吸有關。

呼吸太淺時，全身的血液循環會變弱，因為血液循環並不單靠心臟的力量在進行，而是由心臟、肺、腿部肌肉攜手合作而來。

深呼吸時能大大伸展與收縮肺，而當我們深深吐氣時，血液會瞬間從心臟流進肺裡，等於是將血液從心臟往上打進肺裡。

利用心臟力量被輸送到全身各處去的血液，之後要違抗重力原理再度流回心臟，必須借助腿部肌肉的運動。在腿部肌肉的運動下，血液會從腿部往上被送到腹部去，之後繼續往上送回心臟，但此時仍需進一步的助力。

這個助力就是呼吸。呼吸能幫助心臟將血液繼續往上打進肺裡。

所以當呼吸的力量變弱時，要將血液從腿部往上送的力量也會跟著減弱，導致血液滯留在腿部，最後引發浮腫。

腿部的症狀，原因當然不單純只出在腿部。

例如猴子都很擅長利用雙腳來抓住樹枝。

但人類已經進化到以雙腳步行，不再需要抓住樹枝，而是必須用雙腳抓住地面，所以雙腳才會各需要五根趾頭。簡單地說，儘管沒有手指頭來得靈活，雙腳也為了抓住地面而進化出各五根的腳趾頭來。

腳踏實地站在地上後，到底要往哪裡去，必須抓住一定的「方向」。

所以雙腳所朝的方向，象徵人生應該前進的道路。

此時需要的是自己的美學意識與方針。

當社會愈是不安定時，愈需要擁有自己的方針，才不會受氾濫的資訊迷惑，而這個方針就存在自己的腳上，這一點千萬別忘了。

平常很少會去注意自己的雙腳吧，所以更應提醒自己好好觀察自己的雙腳，例如外出要穿鞋子時，仔細觀看自己的雙腳。

別再慌張地趕著套上鞋子就出門，應該好好調整一下呼吸，並慢慢穿上鞋子，設法將意識放在腳上。

同時在心裡默念一句。

「我會端正地走路的。」

要外出時「先讓自己冷靜下來」，就是最重要的關鍵，只要這麼做，走路時自然會去意識自己的雙腳，而只要意識自己的雙腳，走路姿勢自然會變美。

不妨試著優雅地走路看看，一定能發現平常看慣的街景變得不一樣了，身體深處也會同時湧上一股無以言喻的自信。

要調整恐懼、害怕的情緒，就抬頭挺胸走路

腎臟健康的人姿勢都很端正，氣質也很優雅。

而且態度柔軟、性情溫和、手指和腳趾都纖細柔和、眼神也從容不迫，看起來就是落落大方，臉上也會掛著淺淺的笑容。

若是女性，甚至會有滋潤的眼睫毛與充滿光澤的黑髮，讓人覺得很性感。

腎臟位在雙手下垂時的手肘高度，若敞胸將手肘用力往背後拉，兩邊手肘碰觸到的地方就是左腎和右腎。

位在背後守護身體，是腎臟的職責。

而在體內，腎臟負責過濾以淨化血液，同樣擔任著守護血液的工作。

腎臟功能健全的人，能帶給周遭人「安心感」，應該也常常接到他人的煩惱諮

詢，因為這樣的人渾身散發著「我永遠都會在這裡守護你」的氣息。

不過這項功能若發揮過度，就會給人一種優柔寡斷的印象，甚至讓人感到煩躁，如此一來就會因為造成對方不悅的關係，反過來對自己感到焦慮。

要充分活用腎臟的功能，平常不論是站立或是走路時，一定要多多意識「收緊肛門」。

只要收緊肛門，自然就會抬頭挺胸，所以不論在哪種場合裡，都別忘了提醒自己這件事。

只要持續進行兩個星期，姿勢就會變得端正，體型應該也會變好，讓外表看起來更苗條。

不過剛開始要將意識集中在收緊肛門時，或許是因為不習慣的關係，有不少人表示呼吸變得困難。

所以建議必須持續進行兩個星期，目的就在這裡。

能自然收緊肛門的姿勢，還能維持順暢的呼吸。

務必學會這項訣竅。

優柔寡斷也是一種恐懼的表現，而能抬頭挺胸走路的身體，絕對能防堵優柔寡斷的心理進駐。

後記

首先要特別感謝中經出版社的中野亞海小姐與黑川千作家，經常陪我討論到深夜，三人一邊揉著惺忪睡眼，一邊絞盡腦汁，才能完成如此佳作，在此由衷感謝兩位。

探討心理與身體的關係已經二十年。

究竟是先有心理還是先有身體，這問題仍讓我深深思考著。

有時為捨棄情緒，必須先活動身體才有效，但有時心理不過才稍稍改變而已，就瞬間讓原本不動的關節突然開始動起來，所以究竟哪個在先，完全看病患的狀況。

基本上我是一個現場主義者，工作時都會意識以實用且有結果的方法論為主，雖然身為治療專家，必須擁有某種程度的「堅持」才對，但我都會極力將這種堅持排除在腦外，儘管有時這種努力也無法讓我得到想要的結果。

可見心理世界是非常深奧的，而身體世界同樣充滿神祕。

即使如此，我仍想繼續探究心理與身體的關係。

因為我認為唯有側耳傾聽身體的聲音，才是人生最大的良師益友，何況每個人都擁有名為身體的人生領航導師。

在今後的時代裡，就「自我療癒」的意義來說，這將是非常重要的關鍵，因為在自己的身體必須由自己保護的時代裡，最大的擁護者就是自己的身體。

如果本書能幫助更多人瞭解情緒影響身體的運作機制，進而利用這種交互作用來維持健康，身為作者將感到無比光榮。

祈禱有朝一日能彼此面帶笑容相逢。

最後非常感謝大家購買本書。

自凝心平

情緒的毒，身體知道〔新裝版〕

從身體找到控制情緒的開關，跟生氣、不安、悲傷、憂鬱、恐懼說再見，啟動健康自癒力

怒り・不安感情にとらわれると病気になる

監修者　自凝心平（おのころ 心平）
譯者　蕭雲菁
特約編輯　陳慧淑
封面設計　比比司設計工作室
內頁排版　高巧怡
行銷企劃　蕭浩仰、江紫涓
行銷統籌　駱漢琦
業務發行　邱紹溢
營運統籌　郭其彬
責任編輯　賴靜儀
總編輯　李亞南
出版　漫遊者文化事業股份有限公司
地址　台北市103大同區重慶北路二段88號2樓之6
電話　(02) 2715-2022
傳真　(02) 2715-2021
服務信箱　serviceazothbooks.com
網路書店　www.azothbooks.com
臉書　www.facebook.com/azothbooks.read

發行　大雁出版基地
地址　新北市231新店區北新路三段207-3號5樓
電話　02-8913-1005
訂單傳真　02-8913-1056

二版一刷　2024年1月
定價　台幣350元

ISBN　978-986-489-886-2

國家圖書館出版品預行編目 (CIP) 資料

情緒的毒, 身體知道 : 從身體找到控制情緒的開關, 跟生氣、不安、悲傷、憂鬱、恐懼說再見, 啟動健康自癒力 / 自凝心平著 ; 蕭雲菁譯. -- 二版. -- 臺北市 : 漫遊者文化事業股份有限公司, 2024.01
184 面 ; 14.8 × 21　公分
譯自 : 怒り不安感情にとらわれると病気になる
ISBN 978-986-489-886-2(平裝)
1.CST: 健康法 2.CST: 心理衛生
411　112021338

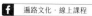